U0232154

# 做自己的中医

懂中医，收获健康的智慧

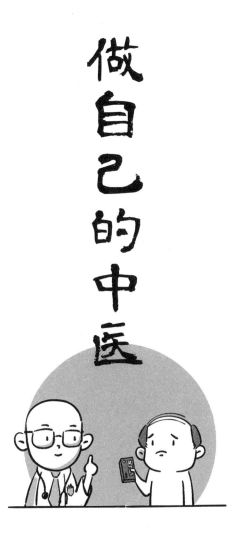

范怨武◎著

河北科学技术出版社
·石家庄·

**图书在版编目（CIP）数据**

做自己的中医 / 范怨武著 . -- 石家庄 : 河北科学
技术出版社 , 2021.10
　ISBN 978-7-5717-0976-1

　Ⅰ . ①做… Ⅱ . ①范… Ⅲ . ①中医学—普及读物
Ⅳ . ① R2-49

　中国版本图书馆 CIP 数据核字（2021）第 194798 号

**做自己的中医**

ZUO ZIJI DE ZHONGYI

范怨武　著

| | |
|---|---|
| 出版发行 | 河北科学技术出版社 |
| 地　　址 | 石家庄市友谊北大街 330 号 ( 邮编：050061) |
| 印　　刷 | 天津旭非印刷有限公司 |
| 经　　销 | 新华书店 |
| 开　　本 | 710mm×1000mm　　1/16 |
| 印　　张 | 24 |
| 字　　数 | 310 千字 |
| 版　　次 | 2021 年 10 月第 1 版 |
| 印　　次 | 2021 年 10 月第 1 次印刷 |
| 定　　价 | 59.00 元 |

# 代序　医缘

人这一生，总在那么一些节点，突然热闹一下，然后慢慢归于平静。

我的某次经历大概就是这般的一次潮起潮落。

2016年12月的时候，我的微信公众号上一篇名为《产后发汗？自寻死路》的文章莫名其妙地在网上火了，可谓一石激起千层浪，阅读量已超40万次，微信公众号更是招来了数万人关注，这数量都赶上我在深圳几年看过的患者人次了。

我想跟很多朋友说，其实，范大夫没有三头六臂，一天只有二十四小时，这二十四个小时不仅要用来上班、睡觉、吃饭、看书，还要陪伴家人，写文章的时间都是挤的，所以，几乎没有时间去为朋友们排忧解难，请原谅。

很多新来的看我文章的朋友，可能接受过一些不完全正确的治疗，但过去的就让它过去吧，往后的人生，都要用心地去过，不要做一个盲目跟风的人。

网络上的知识，都是被人筛选过的，包括我公众号里所有的内容都是，想要获得第一手的知识，一定要自己用心去学，没有人可以偷这个懒，偷懒是对自己不负责。

如果你们真想去了解中医，我希望，你们就真的去用点心。在我的微信公众号的文章《假如我当了中医老师，就这么虐学生》里，我罗列了一些入门的书籍。我也写过几篇关于自己的一些学习方法的文章，如

《初时，我是这样学中医的》和《初时，我是这样学方剂的》等，供大家参考。

如果你们只是来看热闹的话，我还是劝你们都散了吧！

同时我也不希望你们冲动地来找我看病，那些要从美国来的、从英国来的、从南非来的、从长沙来的、从哈尔滨来的等，请打消你们的念头。请外地患者不要因为冲动来找我，为此，我也曾经把我的出诊时间和地址都删掉了。

对于慢性病，我不可能一诊就能看好病，速成的东西，很少有好货。速效莫求，小利莫争。

在我的文章《我这医路》中，你们能看到我的从医之路有多煎熬，我所有知识的获得过程都不是容易的。所以，你们不可能骂几句就能轻易地动摇我心中的信念，我十几年所学的一些知识，也无法用几千字的文章来展示完，中医实在是太博大精深了，穷尽我一生也不可能学完。

所以，我希望来询问的朋友，在问之前，一定要用心去组织语言，或自己先行去了解一下相关的知识，这是对你们自己的尊重，也是对我的尊重。

如果你们没兴趣学，试着看看你们的孩子愿不愿学，最好从培养兴趣开始，当然，仍要以学业为重，中医当爱好即可，若有缘，考上中医药大学再认真学也不迟。

但说实话，中医，真的不是那么好学的，我是多么希望有个师父带着我走，可惜如今这年代，这种缘分太难得，我在《致中医：远去的师徒》的文章中也有过记录。

十几年来，我家里也就存了那么五六百本书，尽管很多看得都是非常吃力的。但这也得益于这些前辈们无私写下来的经验，我才能延伸出那么一些大家喜欢的文章来，否则，我写的都是无本之木。

茫茫人海，你我一场"点赞之交"，也算一次不经意的缘分吧。可能过了两天，看热闹的心思淡了，你们就会散去。

很多朋友，都是跟着我的微信公众号，看了一两年的文章了，很清楚我的脾气，不喜欢别人问重复的问题，我也不愿意说重复的话，你们多看看文章，就可以了解到多数问题的答案。我的文章几乎没有重复的，不敢说全是干货，但起码九成是。所以，这些朋友们才会一直关注我的微信公众号，支持我写，每天等我更新。感恩这些一路陪着我的人，让我在人生路上不那么寂寞！

我希望，热爱中医的朋友们不要急功近利，多久得的病，要花多久的时间去调理，罗马不是一天建成的，身体也是。

关于身体的修复，各个脏器要协同着进行，同时需要相当的时间来康复，并且也不以你个人的意志而转移，所以，千万不要急于求成，既然是慢性病了，那就给自己多一点时间，去琢磨，把问题琢磨透了再治，否则没想明白就动手是很容易出错的。东西吃进去容易，再排出来就难了。

急，是解决不了问题的。慢慢来，反而比较快。

在我的微信公众号里，《我是如何变瘦的》文章中记录了一位朋友的减肥过程，这绝对是耐心与坚持的例子，很值得大家学习。

所以，喜欢阅读我文章的你们不要急于提问，先去翻我的微信公众号里的目录，把一些基础内容看一看，我讲得已经很通俗了，也尽量写得生动有趣。

我对医疗的看法，是相对比较现实的。我一直认为，医疗是具有局限性的，它是不能解决人类的全部疾病的，我们能做的十分有限。所以，在微信公众号上来问病的人，需要你看一下我在微信公众号上写的《我的医疗观》一文，这样你才能更客观地对待医生和疾病。所以，不要一上来就拿医德良心绑架医生，把医生架火上去烤，医生的能力是有限的啊！

…………

中医这条路是很寂寞的，我希望我们成为路上的朋友。真的，一路走来，还在坚持中医的同班同学，已经没有几个了，在做着中医被称为大夫的人，也不知道还有几个在用中医思维。连我自己中途都萌生过是不是入错行的念头。

这条路，什么时候才是个尽头啊？什么时候才能得到人的尊重啊？什么时候才能真正地养家糊口啊？我只是想做一个单纯的中医而已。

希望大家好好爱护那些还在坚守的、为数不多的中医们。

在权威部门发布的《2015年我国卫生和计划生育事业发展统计公报》中，我们可以看到如下数据：

2015年年末，全国中医药卫生人员总数达58万人，比上年增加3.5万人（增长6.4%）。其中：中医类别执业（助理）医师45.2万人，中药师（士）11.4万人。两类人员较上年有所增加。

### 全国中医药人员数

|  | 2014 | 2015 |
|---|---|---|
| 中医药人员总数（万人） | 54.5 | 58.0 |
| 　中医类别执业（助理）医师 | 41.9 | 45.2 |
| 　见习中医师 | 1.5 | 1.4 |
| 　中药师（士） | 11.2 | 11.4 |
| 中医药人员占同类人员总数的% |  |  |
| 　中医类别执业（助理）医师 | 14.5 | 14.9 |
| 　见习中医师 | 6.7 | 6.4 |
| 　中药师（士） | 27.3 | 26.9 |

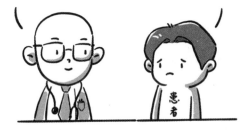

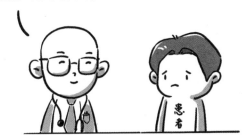

截至 2015 年年底，执业医师（含助理）中医类别人员总数才 45.2 万人，散落在 14 亿人口里，你能碰到几个真中医？真的少得可怜！

这一路，真的走得好寂寞！身边没有几个真正在搞中医的人，独学而无友，寂寞如雪啊！慢慢地，我学会了上网。茫茫人海，终于碰到了一些有共鸣的人。一个、两个、三个……五个、八个、十个……

每当我们讨论完一个难题后，激情退下。当被子蒙头时，却又有一股难以言喻的热血在涌动！

这一路，竟还是有一些人跟你并肩作战和相互砥砺的，这感觉，真好！这样一群同龄的中医，聚在一起，天天讨论，真是人生一大快事！我希望我的这些朋友们，在这一路上，不忘初心！大家一起坚守下去，守住我们自己心中的那份信仰——心如赤子，意似钢铁。一辈子，就以钻研中医为己任，不为外物所撼动。珍惜一场医生与医生之间的缘分，以及医生与信任你的患者之间的缘分。茫茫人海，短短人生，所有的东西，都是镜花水月！但是当下，珍惜我们内心的那份坚守，一路走下去吧！最后大家的路都会越走越宽，认识的人都会越来越多。

妻子有一天问我："你知道为什么有那么多人愿意相信你吗？"

我说："那是因为我厉害呗！"

她摇了摇头说："你不要得意忘形，大前年我牙痛，你治了多久，忘了？永远不要骄傲，学无止境。"

我又问："那你说，为什么相信我？"

她说："应该是因为你实诚吧，懂就是懂，不懂就是不懂。好在你长进，遇到难题，会去钻研，会去请教同行。"

我后来一想，好像还真是这么一回事。有些朋友好像就这么跟我讲过。

2016 年年初的时候，我碰到这么一群人——那时我开了个中医育儿班（暂时不会再开了，责任太大），一次专门讲发热，一次专门讲咳嗽，和他们结下了一场师生缘，他们也是非常信任我的。

在中医育儿班上，我就有啥讲啥，会就是会，不会就是不会，他们竟然没嫌弃我。很感谢这群年龄跟我差不多大的学生们，每次讲课，都帮我整理资料，让我体会到了什么叫作教学相长。随着时间慢慢地推移，现在也成了朋友。人与人之间的缘分，真的是十分奇妙。有聚就有散！随着时间的推移，缘散时，如朝露不可留！就如同还有一堆我没有看好的患者，也已经离我而去了。

想想，主要原因，可能还是我的水平有限，没有把他们的病看好。

记得我最难过的一次经历。有一位干呕的患者，在我这里看了两三个多月没有好，针灸、汤药都用了，尽我所能了，也没有效果。最后，我说就先停一停吧，容我再想想办法。所以，有时我的水平也稀松平常。

隔了半年多，自我感觉有了一些进步，对于这个问题，也有了一些想法，想联系她来商量要不要再治一下；或者问问有没有其他医生给她治好，分享一下心得也行，等消息发过去时才发现，她早就把我拉黑了。

或许，这就是缘分吧！

人这一生，你可能和很多人都只是擦肩而过而已！

所以，刚看我文章的朋友们，现在，你我都只是一场"点赞"之交的缘分而已！

可能明天你就忘了我是谁，我也记不住你是谁。

咱们要好好对话，可能需要再沉淀一段时间。不要成为互相浪费时间的对象，皆因时间太宝贵了。

本书名字为《做自己的中医》，是希望大家能够通过这本书，更好地了解中医的基础知识、治疗的原理和方法，获得中医思维，能够更好地用中医知识保护自己，预防疾病。如果患病，能够更好地配合中医医生的治疗。当然，如果你能够因为这本书而更加地热爱中医，慢慢成为一名中医的医生，那更是我的荣幸。不过，在你没有成为一名中医医生之前，患有任何疾病，一定找专业的中医医生开处方，千万不要胡乱给自己开方。

另一层含义也是给我自己的勉励，坚持做自己，不为他人所干扰，坚定的用辨证论治的方法，去为患者排忧解难。

最后，祝大家都身体健康！

范怨武

2021 年 8 月 20 日修订

# 特别说明

尽管书里很多地方已经一再强调：患者一定要在专业医生的指导下用药，万不可自己随意按照书里的方子去抓药服用。

为了对患者负责任起见，还是在这里再特别说明一次。

# 目
## 录

## 第十章 皮肤

## 第十一章 失眠

## 第十二章 气血津液

第一章

感冒和发热

# 动不动就感冒，用玉屏风来治愈

"范医生，我儿子（女儿）身体很虚啊，三天两头就感冒。你能给调理一下，补补不？在家多吃点什么好？"

几乎每次出诊，我都能碰到这样的问题。这么多年来，我看过的孩子，没有一千，也有八百了。

很多孩子一开始是一周来一次——刚恢复没有几天，见风就又感冒了。

要是不注意，隔一段时间就可能变成慢性支气管炎、喘息性支气管炎或支气管哮喘。

今天雾化，明天洗鼻，头孢没效，就上阿奇霉素，久而久之，痛在肚脐，花钱不说，还搞弱了身体。

来深圳上班后，最早治疗的小朋友是在三九门诊部看的。刚开始是一周给他开一次药，慢慢地一个月开一次药，到后来两个月开一次药，再到半年开一次药。现在这个小朋友已上小学了，一两年也见不着一回。

不是我自吹调理得好，是家长和小朋友配合得好。他们知道我的要求并且照做了——忌口严格，哪怕病好了，我还要让他们再多忌三个月到半年，不是为了吃药而忌口，而是为了身体忌口。

有些患者让人哭笑不得，他们专门在来找我看病前大吃特吃，说是看了范医生，就没得吃了，赶紧先多吃一点。

他们这一吃，我又得多开几天消食药了——说得有点远了。

如果一个人反复感冒，多是卫阳不足。

卫阳，是保卫人的体表肌肤和维持人体抗寒能力的。卫阳，同时也是固摄人体汗腺和维持人体的体液平衡的。

如果卫阳被伤，或卫阳来源不足，一方面，就会出现固摄毛孔无力的现象。具体什么情况？就是自汗，动一下就大汗淋漓，汗像漏掉了一样。而且这汗没什么味道，尝一尝，味道偏淡。另一方面，被风一吹，汗水蒸发，也夺走了人体大量的热量，容易招致或产生寒气，若卫阳不足，则不能抵抗这个寒气。

所以，卫阳不固，人就很容易感冒了。

卫阳如何被伤？首先要明白卫阳是从哪里来的。

《灵枢·营卫生会》中说："人受气于谷，谷入于胃，以传于肺，五脏六腑皆以受气。其清者为营（气），浊者为卫。营（气）在脉中，卫在脉外。"

营卫之气，自胃而生。

营气与卫气从水谷（食物）中而来，但是要有条件，要通过胃的腐熟、小肠分清别浊和脾的运化综合作用。

也就是说，水谷在胃中"搅了搅"，脾运化一下，就出来了营气与卫气。

卫气不够了，我们要从两个方面找原因：是食物的问题，还是脾胃的问题？

首先是食物方面，我们要尽量避免寒凉和湿重的食物，此类食物易伤脾胃的阳气（动力）。

其次是脾胃方面，我们尽量不要让机体产生肝木克脾（比如打骂孩子容易造成孩子肝木克脾）的情况，也不要吃凉的食物（瓜果），伤肾阳导致命门之火不能生脾土。

只有食物不偏，脾胃不弱，才能源源不绝地产生卫气，保卫身体，减少感冒发生。

综上，为了解决卫阳不足经常感冒的问题，我在临床上多用玉屏风散治疗，同时让患者一定忌口。

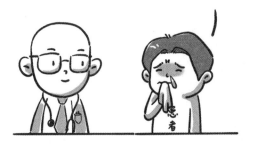

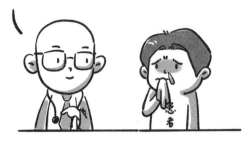

在玉屏风散这个方子中，黄芪——内补脾气，外补卫气；白术——内补脾气，兼能运化水谷；防风——祛一身之风。

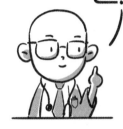

玉屏风散是这样发挥作用的:

黄芪——内补脾气,外补卫气
白术——内补脾气,运化水谷
防风——祛一身之风

可是很多人吃了玉屏风散不仅没有效,反而出现了或上火,或胃胀的症状。

这是怎么一回事?

这是脾胃本已弱,弱而不能受药力,所以,要么温热之药的药力直接助火而上火,要么脾胃无力运化药力而导致腹胀。

怎么办?

取黄芪 30 克、白术 30 克、防风 15 克,用药碾子碾成碎末,就是粗一点的末,直接碾成渣渣,分成 25 小包,每包 3 克。每天煮一包,一包加水煮至一两百毫升就可以了,可以喝上一天,淡淡的,不难喝,还节省药材(请在医生的指导下用药)。

这样轻的药量、药力,刚好与虚弱的脾胃相匹配,不会因过量而出现上火腹胀的症状。

如果没有药碾子,可以用打粉机,但是打粉机打的就太细了,不好煮,面粉一样的药末容易漂在药液上面。所以你可以先用剪刀剪碎,再用铜臼或者石臼捣碎。

记住,只要准备制粗末的药散,你们一定要去买质量可靠的药,买好一点的，千万别贪图便宜，要到正规的药店。同样是防风，有的药店一斤卖几块、十几块，有的卖一两百块，有时价格在某种程度上是可以体现质量的。

用所有的药的时候，需要用一些成本的思路去想想，十几块的防风是怎么来的？

这15克防风，花不了多少钱，但你想想，这一剂药，就可以吃25天，多节省啊！

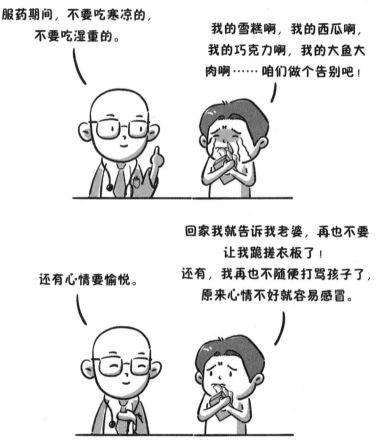

服药期间，不要吃寒凉的，不要吃湿重的。

我的雪糕啊，我的西瓜啊，我的巧克力啊，我的大鱼大肉啊……咱们做个告别吧！

回家我就告诉我老婆，再也不要让我跪搓衣板了！
还有，我再也不随便打骂孩子了，原来心情不好就容易感冒。

还有心情要愉悦。

一般吃完 25 包，体质在不同程度上都能改善，但是如果你不忌口，或没有先把痰湿化一下，可能效果就不好了。

你要是直接把黄芪 30 克、白术 30 克和防风 15 克一起去煮了喝，可能会不舒服。可以先吃一天保和丸，再来喝玉屏风散。

你要问我直接买玉屏风颗粒可不可以？我只能说，也不是不可以，但我个人还是喜欢喝煮的中药。另外，本方对防治过敏性鼻炎有一定的效果。

# 风寒型流感的方便药

一个人身上，可以同时出现寒热两种极端的表现——一个是寒象，怕冷、发烧、流清鼻涕、头晕、喷嚏、骨节冷痛等；一个是热象，咽痛、鼻呼气干热、尿黄、便干、鼻血等。

这就是前人所谓的灯笼病、寒包火。

而我昨天就用了一组中成药，治疗了一位这种类型感冒的人，效果非常好。

我用了什么组合呢？

感冒疏风片 + 抗病毒口服液 + 保和丸（请在医生的指导下用药）。

感冒疏风片的主要成分：麻黄绒、桂枝、苦杏仁、白芍（酒炙）、防风、紫苏叶、独活、桔梗、谷芽（炒）、生姜（捣碎）、大枣（去核）、甘草。

我们来分析一下这个方子：

1. 有麻黄汤治太阳病风寒表实证：麻黄、桂枝、杏仁、甘草。

2. 有桂枝汤治太阳病风寒表虚证：桂枝、白芍、甘草、生姜、大枣。

3. 有防风、紫苏叶、独活治骨节冷痛，祛风寒。

4. 桔梗汤治少阴咽痛喉痹、肺痈吐脓、干咳无痰，火郁在肺，包括桔梗和甘草。

此药用于风寒型感冒，可谓是无可匹敌了。

抗病毒口服液主要是由板蓝根、石膏、芦根、生地黄、郁金、知母、石菖蒲、广藿香和连翘组成的复方制剂。辅料为蔗糖、蜂蜜、环拉酸钠和橘子香精。我们来分析一下这个方的组成。

1. 有白虎汤治阳明燥热。石膏、知母为主。

2. 有菖蒲郁金汤里的石菖蒲、郁金、连翘治郁热与湿热。

3. 有板蓝根、芦根治热毒。

4. 有生地滋阴。

5. 有广藿香治湿气。

用它治疗湿热，在中成药堆里，算是勉强挑出来的一个了，我实在是找不到其他合适的，但这个还真挺贴切的。

# 小孩伤风流鼻涕的方便药

2017年12月的某天，我带孩子出去玩，看到好几个小孩挂着鼻涕，其中一个家长还忘了带纸巾。

很快就要到冬至了。天越来越冷，深圳这边风也大了。

有些小孩，喜欢大喊大叫。刚好一阵风过来，灌入喉的话，孩子自然易外感。

嗯，伤风了。

伤风初起，挂了一点点清鼻涕的话，其实不用太紧张的。

我对付这种情况，有一个常用方子，很好用。

那就是香苏散。本方口感非常好，小孩子一般不会排斥。

紫苏叶10克，醋香附10克，炒陈皮10克，炙甘草6克（请在医生指导下用药）。

一岁以内的孩子，煮一碗水，随便给喂几勺都好使，剩下的，孩子的妈妈喝了，过奶就行①。

当然了，本方大人小孩都适合的。

加辅食后的小孩，两岁的、三岁的或者四岁的，多多少少有点食积的，可以用这个香苏散送服保和丸以防化热。

再大一点的孩子，直接喝一碗，再吃点保和丸，效果会很好。

---

① 婴儿出现疾病，母亲吃药通过母乳给小宝宝治疗，这种办法在古代称为"过奶喂药"。

# 人体受了寒，就用桂枝汤

我给大家讲一个故事。

我有位同学，她的爷爷会制一些中药丸散膏丹，老人家生前是开药房的，叫某某堂，一共开了两家分号，一家在汕头，一家在陆丰。

她爷爷的制药本事，是跟一位制药大师学的。这位大师有两个比较出色的徒弟。一位是她爷爷，另一位是她爷爷的师兄，她爷爷的师兄在香港开药房。

师兄弟两个都有拳头产品。香港师兄的拳头产品叫八卦丹。她爷爷的拳头产品叫葫芦丹。

两个产品，名字不同，外观形态也不同，但药物的成分大体相近，且都有解暑除秽、醒脑开窍的功效。

我吃过内地的葫芦丹，凭口感可尝出里面应该是含有冰片或者是薄荷脑，具体成分不清楚。同学说制作药的原材料是寒温并用。但这药给我的感觉非常走窜，含下去整个食道都凉飕飕的。

这个药，制作起来很麻烦，工序非常多，其中有一道工序是药物要在夏天的阳光下暴晒十余日（可能是我记忆有偏差，或是暴晒整个夏天），晒的时候需要有人看着药——夏天南方变天快，一看要有下雨的迹象，就得收药，不然药淋湿就废了。

因为不能缺了暴晒这道工序，所以只能在夏天靠全手工制作这种药。

二十世纪五六十年代，同学的爷爷开办的某某堂，因故关门，也就是说我同学家不生产这种药物了，尽管他们有配方。这种药，她家里不做了，手艺很容易就生疏，慢慢地，家里会的人就少了。再往后，她爷爷过世，她父亲也不在了，家里还能做这个药的，就只剩下她母亲了。后来，她母亲就靠做这种药维持家里的生计。

制作葫芦丹非常辛苦，除了要熬过夏天的酷热，药物还要经过加工、搅拌、打粉和压模等工序，她母亲常遭受药气侵袭。

这种药里有种非常重要的成分，不是冰片就是薄荷脑，这是非常冰凉的东西，不是指温度上的凉，而是药性上的凉。

制作葫芦丹的时候，药物的寒气会侵袭身体。我同学的母亲就被这种寒气侵袭到身体各个关节，像肩关节、肘关节、膝关节，甚至小指头的关节，这些地方不仅不能碰凉水，甚至都有点轻微变形。

2008 年，我回老家开乡村卫生所，她把妈妈带来给我看，这种寒气入骨，类似于长期处于空调环境之中，或者下雨被水淋湿的情况，寒气直接入到骨头里去了。

当时我只开了一次药，没有一点效果。当然，那会儿的我水平有限，对疾病的认识程度也有限。

当时我不知道应该怎样才能把她妈妈这个病的寒气给祛除。

我是在 2006 年大专毕业工作了两年，然后在 2008 年才边工作边念成人本科的。那年她跟我一样在中医药大学念本科，她和我是成人本科的同学，在读《伤寒论》的时候，她学到一个方子，就是桂枝汤。

她学完桂枝汤这个方子之后，让她妈妈采取一个措施——每次在制药之前先喝一碗桂枝汤。

她把药物的寒气入侵等同于外感风寒来看，就这么坚持了几年后，本来是为了制药过程帮母亲抵御药物寒气侵袭的，却起到了治疗的作用，不知不觉，她母亲身上的关节疼痛全部消失了，就是桂枝汤起到了驱寒的作用。

桂枝汤里面有什么成分呢？桂枝、白芍、甘草、生姜、大枣，这五味药里面的生姜和桂枝都是驱寒的。所以说，这个桂枝汤真的非常神奇，当然了，如果体质不是属寒的人不要随便喝桂枝汤，喝了会心率加快或呕吐；有痰湿的人也不要随便喝，会胸闷；卫气太虚的人，喝了还会出现自汗的症状。

但是她妈妈骨头缝有陈寒，我完全没想到简简单单的桂枝汤可以成功地把这种数十年的陈寒驱除。

所以，我某天看到微信群里的一个朋友刚被雨淋到，我劝她回家先洗澡，然后喝点姜汤。

人受寒了不一定能马上发作，可能会潜伏很长一段时间才发作。有些老年人的一些头痛发作，追溯起来都是因为坐月子的时候受过寒。我个人接触到的病例里，也是有这种情况的。因此，我们要注意到每一次的受寒，并且每次都要及时把寒气驱赶出去。

另外，那些需要长时间在低温空调环境中工作的人，在进办公室前可以喝几口桂枝汤。比如在手术室上班的、在超市上班的、在机房上班的或在冷库上班的都可以用这种方法。前提是患者真的卫阳不足，并且没有痰湿，才可以喝。

桂枝汤虽然好，也不能滥用，一定要在懂行的中医师的指导下应用。

# 吃太多居然容易引起发烧、肺炎（支气管炎），可以这样治疗

也不知道，是不是因为开春了，总起风。

我妈说，南风天，最容易生病了。

一时间我不太明白。

南风柔和，温暖，怎么就容易生病了？

后来我明白了。大地回春，气温上升，人们很容易放松警惕，热了出汗，就把外衣脱了。

南风不猛，柔和，但它会钻你衣领的缝，溜进你开着的毛孔里。

这风一刺激毛孔，毛孔就闭住了。

这毛孔一闭，会怎样？人体产生的热，就散不出去了。

你想，这过年的时候，总是大鱼大肉地吃，得吃进去多少能量，这能量出不去了，人可不就得高热了？

下面，我来假设一下急性支气管炎、肺炎病情变化的过程。

## 前 提

过年吃了太多的食物，脾胃运化失司，就易产生痰湿，脾为生痰之源，肺为贮痰之器。这痰，就被送往肺和气管了。于是，气管先有痰，痰郁久了就容易化热，出现肺热蕴痰的病机。

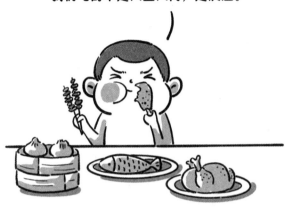

我们吃的不是大鱼大肉，是痰湿。

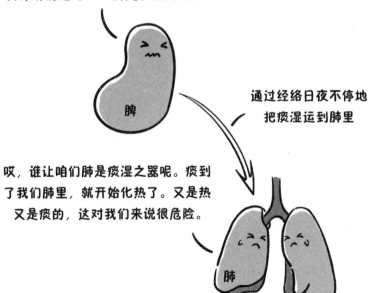

主人吃那么多大鱼大肉，我运化不了，这些大鱼大肉都成痰湿了，你们都听说过吧——脾是痰湿之源。

脾

通过经络日夜不停地把痰湿运到肺里

哎，谁让咱们肺是痰湿之器呢。痰到了我们肺里，就开始化热了。又是热又是痰的，这对我们来说很危险。

肺

## 过　程

被风吹了，毛孔闭了。

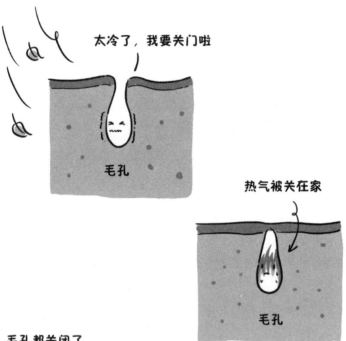

太冷了，我要关门啦

毛孔

热气被关在家

毛孔

毛孔都关闭了，热出不去了，咱们家本来就有痰热，这下更热了。这就像蔬菜大棚，哪怕冬天的时候，由于被罩着，里面也很热。

是啊，关键咱们家里有很多痰热，家里又热，这环境太招病毒和细菌喜欢了。主人，你快让人把毛孔打开啊。

肺

## 结　果

热散不出去，体温上升——有热度。

肺里、气管里，有痰——病毒、细菌有营养。

春天，万物生长，小草长、小树长，你说细菌长不长？病毒长不长？

嗖嗖地长，嘎嘎地长……

于是，急性支气管炎和肺炎出现。

我的观点是，细菌也好，病毒也罢，它们都只是个导火索。

前提是它早有炸药——痰热在。

过程——毛孔闭塞、体表毛细血管收缩，体表散热减少，体温升高；同时高温损伤了一些免疫球蛋白功能，或降低了一些酶的活性。

结果——细菌病毒不仅没有受到抑制，反而得到了丰富的营养，它们加速繁殖，从而引起免疫系统的一系列反应，刺激体温升高。

如果你不理解发病的机理，可能会用不对药。

我就错判过几次（首诊方用得不够准确，定位不完全在肺），直接听到小朋友喘起来或抽搐了（发展很快的，接诊时好好的，三四个小时后就开始喘了），我才反应过来，这个是急性支气管或肺炎，从中医角度看，属于痰热喘嗽的范畴。位置必须定在肺，且内有痰热，外有寒闭。

寒闭的一个表现，就是皮肤汗不多，甚至无汗，触摸皮肤有起鸡皮样的感觉，热得面部通红。

痰热的表现，就是喘并伴有鼻翼翕动，气管不用听诊器都能听到传出的咕噜咕噜声。

随着患者热势的升高，热极生风，就会开始抽搐，甚至出现昏迷等症状。

但是，大家不要怕，这个是中药可以解决的。

我们要明白，这个热，是因为毛孔闭住了，热出不去。只要把这个热放出去了，后面的一系列情况就能缓解。

所以，这时，一定要冷静、淡定，不要害怕。一切都还好！

下面，我分享一下经验（请在医生指导下使用本篇文章涉及的药物和药方）。

开毛孔：麻黄6克，炒苦杏仁10克，甘草6克（三拗汤）；

降体温：生石膏15克（加上上面的三味，合成麻杏石甘汤）；

化痰热：蒲公英15克，鱼腥草15克，全瓜蒌10克。

上面七味药，放三碗水或多一点，情况紧急就不泡了，直接煮，煮的过程，用筷子搅拌，让药物充分接触到水，大火煮开后，转小火，再煮5—10分钟，把药汁倒出来，每次能喂多少喂多少，一小时喂一次。烧不退，再煮一剂，仍然一小时一喂，睡着了，就不用再叫醒强行喂药。

大概两到四个小时后，会微微出汗而退烧。

之后，就剩肺里的痰热要化了，用千金苇茎汤合温胆汤，可以化痰。

不管怎样，烧退后，一定要忌口。

如果吃得有点多，口酸臭，就要吃点保和丸。

为什么我会选麻杏石甘汤加味呢？

这是因为别的方子的药力撬不动毛孔，这时候还是经方霸道！

这篇文章，我没有给你讲辨证论治，我是在给你阐述病机！

# 发烧后胃口不好、鼻塞、流涕，要考虑桂枝汤来治

桂枝汤（请在医生指导下使用本篇文章涉及的药物和药方），是我真正意义上第一次辨证论治开的方子，当时治的是一个餐厅的经理。2005 年一个中午，我和带教在餐厅吃饭，经理认出我们来，请我们给开个方子。她的症状就是流清鼻涕，畏风怕冷，带教让我开，我给开的是桂枝汤，她中午吃的药，午休完，感冒就好了。

这个方子，其实是很值得深思的。

很多慢性病，有时是表证失治、误治后，才慢慢地变成了重病。

再重的病，再深的病，如果是表证失治，只要坚持一个思路，就是透表，慢慢地往外治，病多数就会越来越轻。我治疗的很多小孩，以前感冒的时候，都是被一些寒凉药、苦寒药压下去了，最后竟然慢慢地出现了鼻炎、气管炎、哮喘、荨麻疹、湿疹、腹痛等病变。后来，经过一些从表走的治疗，他们的体质慢慢地得到改善。

治到后面，患者多数就会经过几次发烧。

发烧，其实表示体内的阳气已经慢慢充盈了，有了抗邪外出的能力。这时候，就不能用药去压制机体，而应该是要帮助机体去把邪透出去。

这样治过之后，小孩体质得到了极大的改善。

原来家长带着小孩一周找我开一次药，慢慢地变成了十天半月开一次药，再慢慢地又变成了两三个月来一次，最后一年都不来找我一次。

有人会问，这会不会是你没有治好，患者不来找你了？——不排除

这种可能性，但给我反馈变好的，是越来越多，最后还给我介绍了大量患者来。

我当然是希望，所有找我的患者，我都能让他们健健康康，但我的医学水平是有局限性的，并不是所有的问题，我都能解决。

继续说桂枝汤，本文虽然提起了这个方子，但是并不表示只能用桂枝汤，我说的是一个从表治慢性病的方法而已。

从表而来的病，还是要从表治好。

大家试着回想一下，自己身上的问题，是不是有哪一次感冒好了之后，就变成慢性的了？

面诊时，很多家长就跟我说："我儿子这个鼻塞、喷嚏、鼻涕，老不停。"

我问什么时候开始的，甚至我还没有问这句话时，他们就会滔滔不绝地回答。多少个月前，在医院处理后，孩子不再发烧了，但人也没有什么精神，胃口也不好，老有鼻涕流不停的症状。

这种情况，实在是太多了。这就是卫阳之气被伤了，不能够把邪气全部祛完，还留了一些邪气在鼻部。

这时候，我会根据辨证，用一些方子：桂枝汤、麻黄汤、荆防败毒散、香苏散、杏苏散等一些解表方剂来治疗，如果还有食积，往往会合上保和丸之类的方剂表里合治。

# 辨证对，用对药，发烧问题很快就解决

我曾接诊了一个低烧的小女孩。

来的时候，我就知道，她这次的发烧跟以往不一样。

她得过好几次疱疹性咽峡炎，都是我治好的。她姐姐的猩红热，也是我治好的。

可是这次我还是偏保守。这次她发热，我只看到咽部左上方有一个小疱，淡红色的，疑似疱疹。

所以，我诊断她为湿温，阳明经湿热，便使用了甘露消毒丹（请在医生指导下使用本篇文章涉及的药物和药方）。并且，我跟家长断定，当天下午开始，体温必然会开始上升，到晚上会烧到 40℃ 左右。果然，当天如我所言。因为发烧到 40℃，家长极为焦虑。

第二天一早，他们就赶紧带孩子来复诊。小女孩早上的体温是38℃，但是看起来精神不错。她舌淡红嫩苔薄润，没有湿温的滑腻苔。再一问，也没有咳嗽，就是发热不退。

我先排除一下：没有恶寒怕冷腰背痛，问题不在足太阳；没有咳嗽，问题不在手太阴；没有呕吐腹痛腹泻，没有咽红痛，问题不在足阳明、足太阴；小女孩就是发热，我用排除法，确定问题在少阳。

用什么方子治疗呢？

我用了小柴胡汤原方，没有增减药味。然后小女孩就好了。

热，就是个熊孩子。

你前面，有三个房间：太阳房、阳明房、少阳房。

你听到房间里有人在吵闹。可是你就是不知道它在哪个房间。

我先排查热这个熊孩子是不是在阳明，后来发现问题不在那个房间。

那就剩下了两个房间，又没有手太阴经的问题，也没有足太阳经的问题，排除了热这个熊孩子不在太阳。

最后，就只剩下少阳了。

这就是二选一的问题。

辨证对了，药物也用对了，热就退了。

# 很多人不知道，气虚也会引起发烧

病例：某女，二十九岁。

主诉：一年来精神不振。

现病史：症状休息后稍能缓解，多寐，多梦，夜间睡眠时自觉全身皮肤发热，体温正常，巅顶头发变白，掉发，健忘，面色苍白泛青，大便三天一次，偏稀溏。舌淡胖嫩齿印苔薄，脉浮数而无力。

诊断：虚劳。

处方：黄芪60克，党参15克，白术45克，当归15克，炙甘草6克，柴胡6克，升麻6克，陈皮6克，五味子6克，山萸肉15克，龙骨10克，牡蛎10克。七剂（请在医生指导下使用本篇文章涉及的药物和药方）。

这种发热类型的患者，其实并不少见。

因为气虚发烧的人，首先会表现出精神萎靡不振，有气无力，无精打采，少气懒言等。然后才有发热的感觉，这个热，可以是体温正常，也可以是高热到40℃。

这是脾虚而发的热。

经过一周的调理，再复诊的时候，她说已经没有夜间皮肤发热的感觉了，大便也已由三天一次变成一天一次，而且成形了。

曾有例儿科病例，孩子大约六七岁，具体情况已经想不起来，那时我还在三九门诊，也是这种情况。

我参考的是岳美中先生滋脾阴的思路，用四君子汤加山药，共五味药，这个孩子吃了三剂以后就退热了。

另一例也是儿科病例，有兴趣的可以去我的微信公众号看一篇名为《妈妈不好当（学员作业）》的文章，用的是补脾气的法子，正所谓甘温除大热。

为什么脾虚也会发热？可能很多人想不明白。

是什么原因，我讲完，大家就明白了。

第一个，脾分阴阳，脾有脾阴、脾气（阳），两者必须平衡，脾阴不足，会有脾阳的相对亢进而自觉发热。

第二个，气（或者阳）本身是有温煦作用的，也就是有热量的。

第三个，我们知道，津液是靠气推动的，很多人忽略了"气"本身也是靠气推动的。

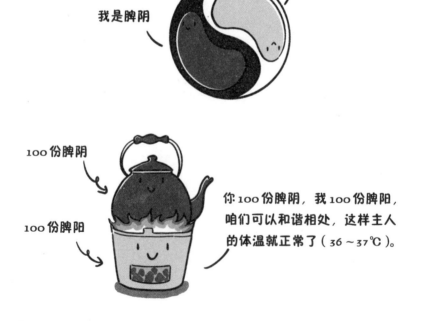

我是脾阳

我是脾阴

100份脾阴

100份脾阳

你100份脾阴，我100份脾阳，咱们可以和谐相处，这样主人的体温就正常了（36～37℃）。

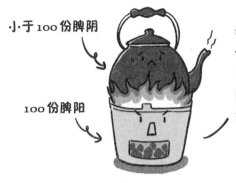

小于100份脾阴

100份脾阳

我100份脾阳正常，可是脾阴，你小于100份了啊！我火力正常，可是100份脾阳（火力）分配到小于100份的脾阴里，这就会让体温升高了。

综上，脾阴虚了发热，好理解，用山药滋脾阴，但是，如果气虚了呢？

气虚了——推动不了"气"——造成相对的气的郁聚——热量就会出现局部的富集——导致发热。

咱们的气"油"（动力）不足了，跑不动了，都堵到一块了。咱们都有热量，聚到一块，主人会发热的。

所以，主人赶紧给我们点动力，我们疏散了，主人就不会发热了。

所以，因为气虚引起的发烧，治疗方法就是补气（补中益气汤），用补充的气来推动郁聚的气，把富集的热量冲散进而退热；或者让阳气均匀布散，从而达到退热的目的。

这就是甘温除大热的原理之一。在学校，我问了好多老师，没人给我把这个道理讲明白，糊里糊涂了六年，直到 2012 年，我读了丁光迪先生的《东垣学说论文集》，又重新深入学习痰湿致病的知识，再经数年临床，才有点感觉。

脾阴虚的患者很容易出现花剥苔裂纹舌，你仔细从脾的功能上去分析，会有体会的。

至于脾气虚，就更容易分辨了，就不多说了。

这些病例，是值得玩味的，虽然我用的剂量过大，有违东垣法度，但也有效果，不担心气升太过，因加的五味子、山萸肉、龙骨与牡蛎都是从敛浮阳的角度去考虑的。

# 阴虚引起的发烧，可以这样治疗

2020年"双十一"前，临下班看了一个患者，是一位成年男性。因为咽痛一周来门诊看病。

他刚在南山医院诊治过，就是普通的外感，新冠病毒核酸检测也是阴性。现在就是咳嗽、吐浓痰和多汗，而且那两天一入夜就发热、白天退烧。

他的舌是红的，苔是薄的，质地是嫩的，脉是浮而数的。

咽痛，这是因为还有风热在足少阴肾经表部未完全解除。

多汗、入夜发热——比较典型的阴虚火旺（靠咽痛来与气虚发热区别，气虚发热一般无咽痛）。

足少阴肾经是循喉咙的，而肾也是易阴虚的。

那这样看，这个病就是很明显的——这本证是肾阴不足，标证是咽喉风火，均体现在足少阴肾经之病变。

你不要看舌象阴虚不明显，因为舌象是滞后的，还没有表现出来。

脉象上我仅能看出表证。

这多汗即是阴虚火旺之盗汗，至于咳嗽吐浓痰，应该是风热袭肺，病因是外感风热。病位是足少阴和手太阴，病机是风热表证和阴虚火旺，很清晰的逻辑。

我选方如下：

治外感风热——银翘马勃散（金银花、连翘、马勃、牛蒡子、射干），可解风热，散咽部热毒，可解足少阴与手太阴之热证，射干亦祛痰。

治阴虚火旺——六味地黄汤（我用的是等量药）。

即将银翘马勃散和六味地黄汤两方合用。

银花 10 克，连翘 10 克，牛蒡子 10 克，马勃 3 克，射干 10 克，生地黄 10 克，山萸肉 10 克，山药 10 克，茯苓 10 克，泽泻 10 克，丹皮 10 克（请在医生指导下使用本篇文章涉及的药物和药方）。

三剂，水煎服。

十天后，该患者反馈，当天第一服药喝下去，晚上就不再发烧，三服喝完，除嗓子还有些不舒服，其他症状全消。

⋯⋯⋯⋯⋯

这就是中医治病的逻辑，其实很严谨。

懂的人能看出门道，这仍然是基础知识，一点高深的地方也没有，全凭基本功打底子，平平无奇。

中医临床就是要看多病患，你不看病患，没办法检验书中所言，中医是门实践医学，千万不要因为多看了几本书，脑子僵化犯教条主义，别人说什么就是什么，一会儿这不行，一会儿那不行。

一定要自己去检验。别什么都没体验，就说中医不行。

学中医，既不要狂妄自大，也不用妄自菲薄。行就是行，不行就不行呗。

哪有万能的中医？

承认不足，也发扬优势。扬长避短不就行了！

"不以一病之不治而质疑，不以众病之皆治而惬意。"

沈绍功前辈这句说得真好。

保持上进之心就行了，中医是一辈子的事。

不要因一时一日之得失而伤神。

补齐自己的短板，用一生去沉淀它。

# 注意，发烧不要随便用乌梅汤

夏天，暑气重，湿气也重。暑气和湿气是最常见的两种邪气。

两种邪气混杂在一起，就是如油入面，难解难分。

一旦染上了，我们不仅要透热透暑气，还要淡渗利湿，分消湿与热。

可是乌梅呢？它酸敛，以收为主，把湿邪热邪紧紧地包裹起来，不让邪气走。

我们看看陈士铎[①]怎么说：

> 乌梅味酸，气平，可升可降，阳也，无毒。收敛肝气，固涩大肠，止血痢，安虫痛。乃止脱之药，备之以敛滑脱可也。
>
> 按：乌梅止痢断疟，每有速功。然效速者，取快于一时，往往有变生久病而不能愈，不可不慎也。世有夏日将乌梅作汤以止渴者，腹中无暑邪者，可以敛肺而止渴。倘有暑邪未散，而结闭于肠胃之中，及至秋冬，不变为痢，必为疟矣。乌梅治蛔厥，蛔上入膈，故烦而呕，用之即定矣。

我们挑一句重点来看：

---

① 陈士铎，浙江绍兴人，清初著名医学家。

> 世有夏日将乌梅作汤以止渴者，腹中无暑邪者，可以敛肺而止渴。倘有暑邪未散，而结闭于肠胃之中，及至秋冬，不变为痢，必为疟矣。

看到了吗？身上没有暑邪，你吃没关系，它也生津止渴。

怕就怕，倘有暑邪未散，这个时候吃进去了，就麻烦了。

有暑邪，几乎很少不挟点湿邪。

这湿与热，一旦裹进了肠子，那就变成了大肠湿热，很多患者的症状马上变成了排便黏腻伴肛门有灼热感，然后就肛裂便血，痔疮也跟着发作。

倘若出现这种现象，可以用葛根芩连汤加味来解决：葛根15克，黄连3克，黄芩6克，生甘草6克，地榆10克，槐花10克（请在医生指导下使用本篇文章涉及的药物和药方）。平常用煮法就可以了。

若是把湿热敛到上部去，就容易出现流鼻血。倘若发现这种现象，可以用泻心汤来解决。黄连3克，黄芩3克，大黄10克。用刚煮沸的水泡来喝。

其实，乌梅并非不能用于外感，问题是你不能单用，你要用，就要敛药与散药结合着用。

比如，血热受风，内风外风一起发作起的风疹瘙痒，就可以用过敏煎①。

银柴胡、乌梅、五味子、防风。

你看乌梅、五味子两味酸敛药，把内风给收了；银柴胡凉血就把内风息了一半并能抵消你敛的热，再加上防风把外风给散出去，整个方子

---

① 过敏煎由祝谌予所制，药凡四味，由银柴胡、乌梅、五味子、防风组成。卢祥之《名中医治病绝招》有载该方加减。

就显得非常合理。

比如，哪怕是酸梅汤，也是搭配得非常合理。你看乌梅要是敛了暑气容易肠风出血，酸梅汤里就有桂花这个散药来抵消这个乌梅的不足。

桂花，温肺化饮，散寒止痛，用于痰饮咳喘，脘腹冷痛，肠风血痢，经闭痛经，寒疝腹痛，牙痛及口臭，它本身就治肠风血痢。

哪怕没有桂花，也有陈皮这个理气之药。

哪怕没有陈皮，还有山楂这个消导之药。

所以呢？你煮个乌梅加个白糖，你是想怎样？

白糖是甘甜，本身就是容易滋腻，你是想怎样？

怕不够壅塞吗？

第
二
章

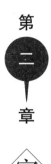

官

窍

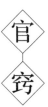

# 引火汤治咽干痛

我最早接触引火汤（请在医生指导下使用本篇文章涉及的药物和药方）这张方子，大概是在 2005 年。那时候，李可前辈很火，他的书都卖脱销了，我在学校周边的书店都找不到他的书。找来找去，最后在一条商业街中找到了。

我一买到就马上回来学习。其中就有一张方子叫引火汤。关于这首方子的应用指征，大家可以去他的书里找。

引火汤的方子我在广东运用起来并不顺手，甚至起反作用的还不少，也就把这张方子给淡忘了。

有一天，在群里聊天，几个同行分享自己最近用得多的一些方子。我分享了近效术附汤和附子汤。其中，田文熙大夫分享了引火汤，说她在南京近期用得比较多。

我就又留意了这张方子。

又找来李可前辈的书复习了一遍。

龙雷之火为脏腑内生虚火，与六淫外邪实火大不相同。有以下 5 点，可资鉴别。

1. 双膝独冷，上下温度如常，独膝盖部其冷如冰。

2. 来势暴急跋扈，如迅雷闪电，顷刻生变，外感多渐变，火不归原多突变。

3. 随阴阳盛衰之年节律、日节律演变，天人相应现象最著，如冬至阳生则病，春令阳升转重，夏至阴生渐缓，日出病作，日中病甚，日落病缓，入夜自愈；

4. 热势轰轰，或由脚底，或由脐下，上攻头面，外感无此病象，若出现此象，按火不归原论治，误用苦寒直折则危。

5. 不渴尿多，渴喜热饮。

以上为火不归原证治之大略。三叉神经痛必挟雷火，因巅顶之上唯厥阴可到。肝火暴虐，在大滋真阴引火归原之中，必佐柔肝宁络之品为妥。全方组成如下：

熟地90克，盐巴戟肉、天麦冬各30克，云苓15克，五味子6克，白芍100克，炙草30克，细辛15克，全虫12只、蜈蚣3条（研末冲服）。

脾胃虚弱者，易致滑泄，加姜炭10克，砂仁10克（与熟地拌捣）。

龙雷之火上奔无制者，加油桂粉1.5克（刮去粗皮研粉，蒸烂小米为丸，药前先吞），引无根之火降而归肾，见效尤速。

这一路看下来，基本上就是一个上热下寒的症状。我觉得，还是不够明确。我觉得应从源头再看看陈士铎是怎么用这个方子的。

## 引火汤

1. 出处：陈士铎（清朝医学家）《辨证录》。

2. 组成：熟地90克，巴戟天30克，茯苓15克，麦冬30克，北五味6克，水煎服。

3. 方义：方用熟地为君，大补其肾水，麦冬、五味为佐，重滋其肺余，金水相资，子母原有滂沱之乐，水旺足以制火矣；又加入巴戟之温，则水火既济，水趋下而火已有不得不随之势；更增之茯苓之前导，则水火同趋，而共安于肾宫，不啻有琴瑟之和谐矣，何必用桂附大热之药，以引火归源乎？夫桂附为引火归源之圣药，胡为弃而不用？不知此等之病，因水之不足，而火乃沸腾，今补水而仍有用大热之药，虽曰引火于一时，毕竟耗水于日后。予所以不用桂附而用巴戟天，取其能引火而又能补水，则肾中无干燥之虞，而咽喉有清肃之益，此巴戟天所以胜桂附也。

4. 主治：人有咽喉肿痛，日轻夜重，喉间亦长成蛾，宛如阳证，但不甚痛，而咽喉之际，自觉有一线干燥之至，饮水咽之稍快，至水入腹，而腹又不安，吐涎如水甚多，将涎投入清水中，实时散化为水。人以为此喉痛而生蛾也，亦用泻火之药，不特杳无一验，且反增其重。亦有勺水不能下咽者，盖此证为阴蛾也。阴蛾则日轻而夜重，若阳蛾则日重而夜轻矣。斯少阴肾火，下无可藏之地，直奔而上炎于咽喉也。治法宜大补肾水，而加入补火之味，以引火归藏。

我认真看了引火汤指征[1]，这么多的指征里，抠出了两个地方——一个是咽干，一个是足冷。

咽干是哪种干？就是无论怎么喝水也不能解决咽部干燥，甚至吞口水时还有点痛。到了晚上，咽部干得睡不着。情况时好时坏，好的时候，可以入睡，可是到了凌晨，就会被咽部干燥的感觉弄醒，需要马上喝一口水润润嗓子。不仅是早上睡醒会咽干，就连午睡睡醒也会干。

足冷呢？就是脚冷！冬天睡觉的时候，脚很久才能暖。夏天平时还好，但只要一进入空调环境，很快就冷起来。

除了咽干足冷以外，可能还伴有：

---

[1] 指征，意思为适应证。

上部的上火症状：面部通红、头痛、咽痛、口苦、眼干、有时大便干燥等——这是真正阴虚的上火症状，跟湿热的上火不同，湿热导致的上火脸上一般会比较油腻，口黏，大便黏腻。

下部的虚寒症状：腰酸痛、腰凉、小腿抽筋，有时少数人会腹泻——这是阳虚的表现。

这是一个人身上同时出现阴虚和阳虚的表现。

更严重的人会喘，表面上看起来是肺的问题，其实是肾的问题。就是上部上火，阳在上，下部阴寒，阴在下，不能水火既济，火就没有拘束，一直会往上飘，人就喘了。表面上看起来是个慢性支气管炎，其实是需要固肾。

临床上，引火汤的使用机会还是蛮多的。

我很多时候会按照原方的量来用，不过更多的时候，我是按原方量的三分之二量或一半的量用，效果也还不错。因为怕引起腹泻，一般用熟地，先煎熟地这一味药，或将整张处方用一半的水、一半的酒煮。

下面是两例记录得比较随意的案例。


## 案例一

某患者，男，三十三岁。

2015 年 8 月 26 日初诊。

主诉：晨起咽干，足心痛，水样腹泻，头痛。舌质淡嫩、舌有齿印、苔薄中裂，右手反关脉，左脉沉。

开方：党参 10 克，白术 45 克，干姜 10 克，附片 9 克（先煎），熟地 45 克，砂仁（后下）9 克，甘草 6 克。

五剂，水煎服。


2015 年 9 月 4 日复诊。

现腹泻已愈；唇干；晨起、午睡睡醒后，咽十分干且痛；右足心痛，足怕凉；舌淡嫩苔薄，舌中裂纹；脉沉，左尺有力。

处方：熟地（先煎）90克，巴戟30克，麦冬30克，茯苓15克，醋五味子6克，肉桂3克（冲服），怀牛膝15克。

七剂，水煎服。


2015年9月15日三诊。

咽喉疼痛基本痊愈，右足心仍有点痛。效守上方。


2015年9月28日四诊。

患者咽又开始有点干，右足心仍有点痛。

同房约三小时后出现一次腹泻，该情况已有半年，近日才发现这一规律。

舌淡嫩苔薄，舌中裂纹竟然变得浅了，舌底有两条长粗蓝络脉未曾注意。

右手反关脉，左脉沉举有力，稍见滑。

守方：熟地（先煎）90克，巴戟30克，麦冬30克，茯苓15克，醋五味子6克，肉桂（冲服）3克，怀牛膝15克。

七剂，水煎服。


2015年10月16日五诊。

患者有进食西瓜绿豆的习惯，咽不再干，现左足心稍痛。

守方不变。


## 案例二

患者：王某，女，四十一岁，体重55千克。

症状：患者每天晚上七到十点多时出现胸口疼、嗓子疼、腰疼及头顶痛（之前鼻子有肿痛，现在不疼了）的症状。

2015年12月6日初诊。

第一次药方：熟地45克，麦冬15克，巴戟6克，茯苓10克，五味子3克，怀牛膝30克，生白术45克，枳壳15克。

五剂，水煎服。

服药后反映：晚上不疼白天疼，嗓子还有一点疼，喝完药后有点胃胀。

2015年12月11日二诊。

这时，患者肾虚缓解，脾胃的问题突出，以枳术汤合平胃散为基础用方。

第二次药方：白术45克，枳壳15克，厚朴10克，陈皮10克，苍术10克，桔梗6克，甘草3克。

三剂，水煎服。

2015年12月20日三诊。

后期反馈：现在基本都不疼了。

# 鼻塞到底咋回事，一般应该如何治

鼻塞就是鼻窍堵塞不通，要关闭的意思。

哪怕是半封闭，也是关闭，它就是不通气。

鼻子不通常见有两个原因。

第一种情况是关门。

先说南方，因为我在南方。

今天（时间为2018年10月31日）开始加外套了，因为我觉得冷了。

因为空气是凉的，低于体温很多，凉气一进来，就是会消耗掉气管和肺里的温度，这是在夺取肺阳。

肺为娇脏，不耐寒，也不耐热。肺要自保，就要关门。门在哪？肺开窍于鼻，鼻为肺之官。

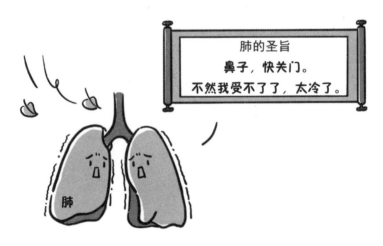

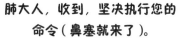

肺大人，收到，坚决执行您的
命令（鼻塞就来了）。

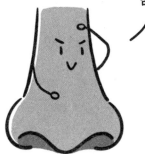

第二种情况不是关门，是堵门。

比如空气热了，就会给肺多余的热量，肺不需要这些过多的热量，往外推，推不掉，就堵门上了。

不过，鼻子堵住，多数情况不是因为肺热，是家里（肺）来亲戚了，人多了，行李以及产生的垃圾多了，堆门上了。

肺的亲戚是谁？是脾胃。

肺经——起于中焦，还循胃口。

肺的经络始于中焦，从胃过。

肺躲不开胃的，因为胃是肺的娘家。

娘家吃得好，照顾你，往你家送东西，东西堆不下了，就堵门上了。

你总吃得太好，消化不了，产生了痰湿，痰湿从经络上被运到肺里，肺装不下，就往门这里推，堵在鼻子上了。

北方，一方面室内有暖气，一方面吃肉食火锅之类太多，难以消化，就生痰湿了，就堵鼻子了。

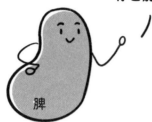

肺啊，你娘家（脾）不差钱，吃得好，
你也别饿着，我多照顾照顾你。

娘（脾）啊，我家里东西放不下了啊。
别再给我东西了。
哎，又送来了，多得放不下，
都堆到门口了——鼻子是我的门口啊
（鼻塞就来了）。

　　我一般怎么治疗呢（请在医生指导下使用本篇文章涉及的药物和药方）？

　　南方这里室外冷，室内更冷，偏寒的我比较爱用玉屏风颗粒＋保和丸＋感冒疏风颗粒（参苏颗粒），或者用汤药五积散（五积散应用广，效果好时人甚至有"一首五积散，房上不喊房下喊"之说）。

　　而偏热的，我常用甘露消毒丹合保和丸。

　　冬天的北方，室内热，室外极冷，易寒包火。

　　我比较爱用保和丸（大山楂丸）＋宝咳宁颗粒＋健脾丸＋葛根芩连汤。

# 这位三十年的老鼻炎患者，主要通过健脾补肾来治疗

2018 年 6 月，我接诊了一位四十岁的男性患者。他反复流浓鼻涕三十年左右！注意，是三十年！

患者在成年之后，开始新添鼻塞——换季时偶头痛，睡眠鼻涕倒流，畏寒；胃纳正常，大便一天一次，夜尿频多。舌淡嫩、有齿印、苔薄，脉紧，肤冷。

一个人的鼻涕，正常应该是从前面流出，可以擤出。但是倒流也是一种十分常见的症状。如果流到咽喉气管，会引起咳嗽，影响睡眠，如果长期呛咳，甚至会引起肺部感染。

为什么有的人鼻涕会倒流？

经过多年的观察，我认为鼻涕倒流主要是气虚不能固摄津液，哪怕是津液已经转变成鼻涕了，也仍然需要气去固摄——托涕外达，气虚了，托不出去就会下陷倒流。

夜尿有时候是肾气不固引起的，但是也常见于气虚下陷。

可他又是浓鼻涕，这是怎么回事呢？但凡分泌物偏黏稠时，我认为多半是要归于湿，少部分归于精亏不固。

对于上焦苗窍①有湿，又是气虚下陷的问题，我能想到的就是聪明益气汤，里面有黄柏可化湿，有党参和黄芪提气，还有风药可助提气化湿还通鼻窍。

---

① 苗窍：表露迹象的孔窍。鼻为肺窍，目为肝窍，口唇为脾窍，舌为心窍，耳为肾窍。

但是他病得太久了，此方补虚不足，所以再合上升阳益胃汤。

处方：羌活6克，独活6克，防风6克，柴胡10克，蔓荆子6克，黄连3克，黄芪10克，白芍10克，泽泻10克，黄柏6克，升麻3克，葛根3克，党参10克，白术10克，茯苓10克，法半夏9克，陈皮10克，炙甘草6克，大枣15克。七剂，水煎服（请在医生指导下使用本篇文章涉及的药物和药方）。

患者吃完七剂药后，鼻子就通畅了，但是仍有鼻涕，仍倒流。

接下来以此方为基础，再加山药、牛大力补脾肾。

有时改用纯玉屏风散巩固。

患者吃了一两个月药，发现舌苔有剥相，于是我用玉屏风散加滋脾阴药。

处方：黄芪10克，炒白术10克，防风6克，白芷3克，瓜蒌皮6克，山药15克，白扁豆10克，芡实15克，莲子15克。

七剂，水煎服。

慢慢地，患者的夜尿频次变少了。

接着又此方加减，有外感时再加解表药，有湿热时加些枇杷叶、蔓荆子或黄柏等药物。

坚持服药半年，有时煎剂，有时颗粒剂。

慢慢地，患者仅有少量鼻涕。舌无剥苔。

此时我给患者加强补肾的力度，精足则不怕外风侵袭。

我以初诊方加肉苁蓉、锁阳、熟地等药物！

患者服完上述的药物数月之后基本上没夜尿了，鼻子也通畅了，仅有少量的鼻涕。

这次终诊给的处方，基本上以补法为主。药方如下：

羌活6克，独活6克，防风6克，柴胡6克，黄芪15克，白芍10克，泽泻6克，党参10克，白术10克，茯苓10克，法半夏9克，陈皮 10 克，炙甘草 6 克，大枣 15 克，肉苁蓉 10 克，锁阳 10 克，熟地 10 克，生姜 10 克，菟丝子 30 克，沙苑子 15 克。

十五剂，水煎服。

患者服药一年，整个人的精神状态是明显改善的，精力比之前要强，没有萎靡的表现，鼻子只有少量的鼻涕，鼻子已经通畅，睡眠质量明显提高。

我治一个三十多年的慢性鼻炎患者，令其足足服了一年多的中药！到现在也不敢说是完全治愈。

我对该患者的治疗，大体以补脾补肾为主，加少量祛风解表通窍药，再稍加化湿药。

治到这里，他的湿气已经很少了，我就交代其此次回去炖点花胶①吃。一周 1—2 次，合上薏米、莲子（也可以再加点芡实、少量陈皮和一片生姜）一起炖三小时，炖到胶化开只剩点膜（不化的胶其实药用稍差，医生的角度跟卖胶的人不一样，我认为能炖化更好），同时可以滴几滴醋调味去腥，最后加冰糖。

鱼胶补精，一定要到经过治疗以后经络通畅才可以服用，湿少的时候进补更好。

当然了，也可以补虚与化湿同时进行，但一定要认准了有精亏症状才行。

三十五岁以下的人，不虚的人不要随便补，小孩更不可以随便补！只有合适的时机进补，才是真的补，否则容易越补身体越糟。

这个患者对我给他开鱼胶有疑问。我说我判断你是肾精亏，导致精化卫气不足，易反复着凉引起的鼻塞。

他自述小时候经常尿床，到初中还偶尔尿。这样，就印证了我的判

---

① 花胶即鱼肚，是各类鱼鳔的干制品，以富有胶质而著名，故名为花胶。

断了。我让他自己去买鱼胶，先吃几次试试看。

我写文，最怕有人看我的文章后照猫画虎，你们看文章可以，但是千万自己不要乱补。

我以前治疗过一个小孩，这个小孩每隔几天就耳朵起疖子流脓。

我一问，小孩的妈妈说家人隔几天炖一次花胶给孩子吃。

我说："你家小孩又不亏，精是足的，你补进去就要溢出来，再补下去，就早熟了。"吓得她说不敢了。

花胶是补精的。肾开窍于耳，你补多了，不从耳朵溢出来才怪。

小孩的妈妈带着孩子找我治疗的时候，已经连续发烧五天了！后来我给开了化湿的药，小孩吃了三四天高烧才退。但我已经叮嘱家长不准随便让孩子吃花胶、虫草、海参这些东西，除非孩子是先天不足！

# 小议过敏性鼻炎

有这样一群小朋友，每天早上起来就打喷嚏，流清鼻涕。可能打二三十个，然后过一会儿就好了，每天早上都是如此。上医院去看，就说是过敏性鼻炎。

那我们想一想这个问题，打喷嚏是什么？打喷嚏是阳气振奋，通过这个喷嚏，把这个寒邪给喷出去的过程啊！流清鼻涕也是一种排寒邪的表现。

这是一个苗窍病——鼻窍的病。

之所以打喷嚏，这应该是一个表证，是一个外感之证。这个很轻微的外感，通过一个喷嚏就把寒邪给喷出去了。

那他不可能总是每天都感受风寒吧？

怎么不可能呢？

孩子晚上出汗、盗汗，踢被子，他就着凉了。早上他醒来的时候，阳气、卫气开始运行的时候，就打喷嚏了。

为什么有些人踢被子不感受风寒，有些人踢被子就感受风寒呢？哪种人更容易着凉呢？如果皮肤有大量汗液的人，跟皮肤没有汗液的人去对比的话，有汗的那个更容易着凉。

夏天出了满身大汗，在不换衣服的情况下，进到空调房里是不是感觉特别的凉？跟不出汗的时候进去相对比的话，有汗的时候会觉得更凉，这是因为水分蒸发带走了大量的热量。最典型的一个例子就是游泳，当你游完泳之后，从游泳池里站起来的时候，风一吹，是不是特别的冷呢？

也就是说，当人的体表有水分的时候，他是特别容易着凉的。

为什么？因为水分的蒸发会带走大量的热量。

所以晚上睡着了，容易盗汗的人毛孔是开着的，他反而更容易感受风寒。

我们追溯一下孩子容易盗汗的根源。根源是肾阴不足，阴虚火旺导致盗汗。盗汗，因为热所以踢被子，这时受了空调的寒冷的风，就着凉了。归根结底，盗汗是这个孩子肾阴不足。

孩子夜间盗汗，因为阴虚火旺内热（也有胃阴虚挟湿热），所以踢被子，踢被子又出汗，然后易招致空调的细微的风寒。所以治这个病，根子还需要滋肾阴，让他不再盗汗，不再盗汗了，之后有风寒他就不会再中招。

《灵枢》认为卫气出于下焦（有争论，有人认为是出于上焦），人睡醒后，人体的免疫力其实是从肾气里面振奋出发的——所以给肾阴不足、阴虚火旺的孩子滋肾，既能收汗，又能提升免疫力。

那小孩子好好的，怎么就肾阴不足呢？

小孩子为什么就不能肾阴不足呢？

成人有五脏六腑，小孩子一样有五脏六腑，有些人先天脏腑就是不足。

你看啊，人的生长，从小往大生长，就是像树木一样生根发芽。木要生长，他还需要吸收"水"啊。

只有肾精（水）才能够催发生长，孩子需要消耗很多肾精来长自己的肉身。

如果孩子生长发育过快的话，他的肾阴相对就消耗得快，那他的肾阴就需要补充。特别是这种孩子还有一个症状，孩子白天跑得厉害，晚上就腿酸得厉害，半夜就腿酸，酸得让孩子要哭，似乎没有什么好的解决办法，一般是孩子睡一觉就好了。根子上，其实还是孩子的筋骨在生长，他的肝肾不足，不能滋养筋骨，就会觉得很酸、很难受。

我小时候就经常腿酸，每天晚上腿酸到难受得哭。家长给擦风油精，给按摩腿，一点用都没有。

孩子出现这种腿酸的问题，来补肾就好了，用六味地黄汤，加木瓜或者其他补肝肾疏筋的桑寄生、杜仲等药物。这些补肝肾的药物能够滋肾精、肾阴，滋够了，他就不盗汗了，没汗晚上就不着凉了，不着凉了，第二天自然就没有喷嚏了，没有喷嚏病就好了。

治病，你需要从根上治。中医是很讲究逻辑推理的，比如上述情况的孩子，你必须去观察这个孩子是怎么生长的。然后再去层层递进地推理出他先有阴虚，然后再有风寒。

从上面我们可以看到，这是很清晰、很明确的一个路径。当然并不是所有的孩子都符合这种情况。因为有一些脾虚的孩子，他也会盗汗（其实是自汗）。

脾虚的孩子，盗汗出来的汗的味道不一样，阴虚的孩子出的汗偏咸一点，阳虚的孩子出的汗偏淡一点。

如果是阳虚造成的盗汗呢，就要健脾温肾，之后他就不容易感受风寒了。

所以，我们治疗上述的症状，是要进行辨证论治的。我临床上见到阴虚的孩子挺多的，这种情况一般我会用到六味地黄汤。六味地黄汤最初是一个给孩子用的方子，出自《小儿药证直诀》，是儿科里面的一个常用方。

另外，像是学习用功，或熬夜用电子产品过多，或吃热性食物太多，都会消耗阴液造成阴虚火旺，也会盗汗。

# 我是怎么治腺样体肥大的

腺样体肿起来，就是个"果子"——以前种的恶因，结的"恶果"，你摘了就完事了？你马上消肿就完事了？没那么容易。

那么怎么样才能解决腺样体肿的问题呢？在于你要知道是什么原因引起的腺样体肿大。

腺样体，首先是个免疫器官。它肿起来，肯定是为了战斗。

第一方面，就是有外感邪气刺激它。

第二方面，就是体内营养过剩（以前我在其他文章里讲过为什么营养过剩腺样体会肿起来）。

第三方面，就是盲目提升免疫力。一个人所承受任何事物的能力都是有极限的。当出现免疫力过剩，在没有敌人的时候，机体就会自我攻击。当一个人在不需要补的情况下，你却给他吃些人参、海马、鹿茸、海参、黄芪、枸杞、虫草、燕窝、花胶、阿胶等乱八七糟的东西，妄想增强免疫力，那多余的免疫力往哪走？淋巴结增生最常见，然后，就是你血管里都是白细胞了，还有没有红细胞和血小板的空间？会不会贫血？会不会流鼻血或月经大出血？

中医讲究的是平衡，免疫力刚刚好就行，少了不行，多了同样也不行。

这就是为什么讲小儿进补，老来受苦。

过剩的免疫力，会进行自我攻击。

很多患有自身免疫性疾病的人，请你回忆一下，是不是小时候补多了，或者是母亲在怀孕或月子或哺乳期补错了或者补过头了。从中医角度看，大多免疫性疾病患者的体质，都属于湿热型。

所以，从现在开始，要治疗疾病，就要种善因，就是要清淡饮食，管住嘴，迈开腿，等着结善果，换来健康的身心。

人的体质各不相同，有的人好得快，有的人好得慢。

有的人鼻塞一年，找我看了两诊鼻子就通了。有的人看起来鼻塞才一个月，却是吃了一年的药才好。还有些人，我根本就治不好。

这就是现实。我的能力毕竟也有局限性。

以下的病例，我多从清除体内补品、残留药邪以及积食入手，兼顾治外感。每一次的正确祛邪外达，都有助于机体的自我修复。

治疗这些病，我只是为孩子身体的自我修复提供条件而已——有外感，我帮着祛邪；有湿热，我帮着祛除；最重要的是家长和孩子要忌口，给脾胃修复的时间。

本例的患者是一位六岁的男孩，以下是我诊疗的具体过程。

2017年2月25日初诊。

症状：患者鼻塞，睡前头颈多汗，喜揉眼，唇红，上周有中耳炎，口臭，扁桃体二到三度肿大。胃纳可，大便每天一次。舌淡红，苔白腻，有瘀点，手心稍热。

处方：枇杷叶6克，郁金6克，射干6克，淡豆豉6克，通草3克，苍术6克，厚朴6克，陈皮6克，法半夏6克，茯苓6克，枳壳6克，桔梗6克，当归6克，川芎3克，白芍6克，麻黄3克，桂枝3克，白芷3克，干姜3克，乌梅10克，僵蚕10克，瓜蒌皮10克，浙贝6克，黄芩6克，栀子3克，广木香3克，砂仁3克（后下），谷芽10克，神曲10克，水红花子6克（请在医生指导下使用本篇文章涉及的药物和药方）。

七剂，水煎服。

2017年3月5日二诊。

症状：患者睡醒会咳几声，口臭好转，鼻塞好转，汗好转，仍揉眼睛，舌淡红，苔仍腻。

处方：枇杷叶6克，郁金6克，射干6克，淡豆豉6克，通草3克，苍术6克，厚朴6克，陈皮6克，法半夏6克，茯苓6克，枳壳6克，桔梗6克，当归6克，川芎3克，白芍6克，麻黄3克，桂枝3克，白芷3克，干姜3克，乌梅10克，僵蚕10克，瓜蒌皮10克，浙贝6克，黄芩6克，栀子3克，广木香3克，砂仁3克（后下），谷芽10克，神曲10克，水红花子6克。

七剂，水煎服。

2017年3月12日三诊。

症状：患者症状这周无进展（阴雨），体重减了一点，昨晚有点磨牙，大便每天一次（正常），鼻塞好转，胃纳差，舌淡嫩稍腻。

处方：枇杷叶6克，郁金6克，射干6克，淡豆豉6克，通草3克，苍术6克，厚朴6克，陈皮6克，法半夏6克，茯苓6克，枳壳6克，桔梗6克，当归6克，川芎3克，白芍6克，麻黄3克，桂枝3克，白芷3克，干姜3克，乌梅10克，僵蚕10克，瓜蒌皮10克，浙贝6克，黄芩6克，栀子3克，广木香3克，砂仁3克，谷芽10克，神曲10克，炒山楂10克，柴胡6克。

七剂，水煎服。

2017年4月16日四诊。

症状：患者周四（2017年4月13日）发烧，咽痛，舌红，苔白厚腻。

处方：藿香10克，豆蔻10克，石菖蒲10克，射干10克，连翘

10 克，薄荷 6 克，绵茵陈 10 克，滑石 10 克，通草 6 克，黄芩 10 克，浙贝 10 克，僵蚕 10 克，金银花 10 克，牛蒡子 10 克，马勃 3 克，谷芽 10 克，神曲 10 克，山楂 10 克。

三剂，水煎服。

2017 年 4 月 19 日五诊。

症状：昨晚患者低烧，咳嗽，有痰，舌淡红嫩，苔中稍腻。

处方：柴胡 10 克，黄芩 10 克，法半夏 10 克，炒苦杏仁 10 克，桑叶 10 克，连翘 10 克，豆蔻 10 克，滑石 10 克，茯苓 10 克，青蒿 10 克，谷芽 10 克，神曲 10 克，山楂 10 克，鸡矢藤 10 克。

三剂，水煎服。

2017 年 4 月 22 日六诊。

症状：上诊用药后患者烧退，鼻塞无缓解，大便不干，晨起咳，黄痰，舌红苔厚腻。

处方：芦根 20 克，冬瓜子 20 克，桃仁 10 克，薏米 10 克，鱼腥草 10 克，佩兰 10 克，桔梗 10 克，甘草 6 克。

五剂，水煎服。

2017 年 4 月 29 日七诊。

症状：患者现基本不咳嗽了，睡眠时鼻塞，扁桃体肿，大便今天正常，急躁，舌淡嫩，苔腻，掌浮红。

处方：北沙参 10 克，白术 10 克，茯苓 10 克，甘草 3 克，山药 10 克，扁豆 10 克，砂仁 3 克（后下），薏米 10 克，莲子 10 克，桔梗 10 克，蜂房 6 克，僵蚕 10 克，乌梅 10 克，白芍 10 克，枳壳 10 克，麦芽 10 克，神曲 10 克，山楂 10 克，丹皮 6 克，栀子 6 克，桑白皮 6 克。

五剂，水煎服。

2017年5月6日八诊。

症状：患者鼻仍塞，烦躁，胃纳可。

处方：藿香10克，豆蔻10克，石菖蒲10克，射干10克，连翘10克，薄荷6克，绵茵陈10克，滑石10克，通草6克，黄芩10克，浙贝10克，僵蚕10克，金银花10克，牛蒡子10克，马勃3克，谷芽10克，神曲10克，山楂10克，太子参10克，茯苓10克，白术10克，甘草3克。

五剂，水煎服。

2017年5月13日九诊。

症状：患者鼻仍塞，足底湿疹，大便不硬，舌淡苔腻。

处方：黄芪20克，扁豆10克，麻黄10克，桂枝10克，苍术12克，石膏10克，白茅根10克，枳壳10克，三棱10克，莪术10克。

七剂，水煎服。

2017年5月21日十诊。

症状：患者湿疹好转，鼻塞无改善，舌质稍红。

处方：黄芪20克，扁豆10克，麻黄10克，桂枝10克，苍术12克，石膏6克（先煎），白茅根10克，枳壳10克，三棱10克，莪术10克，炒苦杏仁10克，僵蚕10克，射干10克，连翘10克，细辛3克。

七剂，水煎服。

2017年5月28日十一诊。

症状：患者鼻塞好转，扁桃体变小，口臭好转，湿疹好转，汗证好转，舌红苔白。

处方：黄芪 20 克，扁豆 10 克，麻黄 10 克，桂枝 10 克，苍术 12 克，石膏 6 克（先煎），白茅根 10 克，枳壳 10 克，三棱 10 克，莪术 10 克，炒苦杏仁 10 克，僵蚕 10 克，射干 10 克，连翘 10 克，细辛 3 克。

七剂，水煎服。

2017 年 6 月 4 日十二诊。

症状：患者鼻子基本不塞了，湿疹好了，但是胃纳食减少，舌红苔白。

处方：黄芪 20 克，扁豆 10 克，麻黄 10 克，桂枝 10 克，苍术 12 克，石膏 6 克（先煎），白茅根 10 克，枳壳 10 克，三棱 10 克，莪术 10 克，炒苦杏仁 10 克，僵蚕 10 克，射干 10 克，连翘 10 克，细辛 3 克，山药 10 克，薏米 10 克，芡实 10 克，莲子 10 克，谷芽 10 克，神曲 10 克，炒山楂 10 克，丝瓜络 6 克，荷叶 3 克。

七剂，水煎服。

2017 年 6 月 10 日十三诊。

症状：患者鼻子不塞了，湿疹基本不发，胃纳亦开。

处方：黄芪 20 克，扁豆 10 克，麻黄 10 克，桂枝 10 克，苍术 12 克，石膏 6 克，白茅根 10 克，枳壳 10 克，三棱 10 克，莪术 10 克，炒苦杏仁 10 克，僵蚕 10 克，射干 10 克，连翘 10 克，细辛 3 克，山药 10 克，薏米 10 克，芡实 10 克，莲子 10 克，谷芽 10 克，神曲 10 克，炒山楂 10 克，丝瓜络 6 克，荷叶 3 克。

七剂，水煎服。

2017 年 6 月 17 日十四诊。

症状：天气突然降温，患者外出游泳，鼻塞复发，伴有口臭，纳呆，舌红苔白等表现。

处方：黄芪 10 克，白术 10 克，防风 10 克，南沙参 10 克，茯苓 10 克，法半夏 10 克，陈皮 10 克，炙甘草 6 克，山药 10 克，薏米 10 克，芡实 10 克，莲子 10 克，谷芽 10 克，神曲 10 克，细辛 3 克，通草 3 克，豆蔻 3 克。

七剂，水煎服。

2017 年 6 月 24 日十五诊。

症状：患者时清嗓子，口臭，异味没有了，盗汗加重。

处方：黄芪 10 克，白术 10 克，防风 10 克，南沙参 10 克，茯苓 10 克，法半夏 10 克，陈皮 10 克，炙甘草 6 克，山药 10 克，薏米 10 克，芡实 10 克，莲子 10 克，谷芽 10 克，神曲 10 克，细辛 3 克，通草 3 克，豆蔻 3 克，桑叶 10 克。

七剂，水煎服。

2017 年 7 月 15 日十六诊。

症状：患者鼻塞时舌苔白腻。

处方：黄芪 10 克，白术 10 克，防风 10 克，南沙参 10 克，茯苓 10 克，法半夏 10 克，陈皮 10 克，炙甘草 6 克，山药 10 克，薏米 10 克，芡实 10 克，莲子 10 克，谷芽 10 克，神曲 10 克，细辛 3 克，通草 3 克，豆蔻 3 克，滑石 3 克。

七剂，水煎服。

2017 年 10 月 15 日十七诊。

症状：患者睡眠时感觉烦热，晚上鼻子有点堵，扁桃体大，出疹子，大便不硬。

处方：苍术 12 克，生石膏 10 克（先煎），白茅根 15 克，板蓝根 10 克，蒲公英 10 克，牡蛎 15 克，枳实 10 克，枳壳 10 克，三棱 10 克，莪术 10 克，黄芪 15 克，白芷 6 克，防风 6 克。

五剂，水煎服。

2017 年 10 月 22 日十八诊。

症状：患者怕热好转，鼻塞好转，扁桃体继续缩小，入睡汗少，疹子没了，舌红苔腻。

处方：苍术 12 克，生石膏 15 克（先煎），白茅根 15 克，板蓝根 10 克，蒲公英 10 克，牡蛎 15 克，枳实 10 克，枳壳 10 克，三棱 15 克，莪术 20 克，黄芪 15 克，白芷 6 克，防风 6 克。

七剂，水煎服。

2017 年 10 月 29 日十九诊。

症状：患者整体症状有改善，下半夜打鼾，睡不安稳。

处方：苍术 12 克，生石膏 20 克（先煎），白茅根 15 克，板蓝根 10 克，蒲公英 10 克，牡蛎 15 克，珍珠母 15 克，钩藤 10 克，夏枯草 10 克，枳实 10 克，枳壳 10 克，三棱 15 克，莪术 20 克，熟大黄 5 克，黄芪 15 克，白芷 6 克，防风 6 克。

七剂，水煎服。

2017 年 11 月 05 日二十诊。

症状：患者偶尔鼻塞，湿疹一个月没犯，晨起咳嗽，无痰。

处方：苍术 12 克，生石膏 20 克（先煎），白茅根 15 克，板蓝根 10 克，蒲公英 10 克，牡蛎 15 克，珍珠母 15 克，钩藤 10 克，夏枯草 10 克，枳实 10 克，枳壳 10 克，三棱 15 克，莪术 20 克，熟大黄 5 克，黄芪 15 克，白芷 6 克，防风 6 克，炒苦杏仁 6 克，苏子 6 克。

七剂，水煎服。

2017 年 11 月 12 日二十一诊。

处方：栀子 10 克，淡豆豉 10 克，牛蒡子 10 克，板蓝根 10 克，白花蛇舌草 10 克，太子参 6 克，白术 6 克，茯苓 10 克，法半夏 6 克，橘红 6 克，炙甘草 3 克，枳壳 10 克，厚朴 10 克。

七剂，水煎服。

2017 年 11 月 19 日二十二诊。

症状：患者排了很多鼻涕后鼻子通了，身体胖了点。

处方：栀子 10 克，淡豆豉 10 克，牛蒡子 10 克，板蓝根 10 克，白花蛇舌草 10 克，太子参 6 克，白术 6 克，茯苓 10 克，法半夏 6 克，橘红 6 克，炙甘草 3 克，枳壳 10 克，厚朴 10 克。

五剂，水煎服。

2017 年 12 月 10 日二十三诊。

症状：患者晨起偶有嗓子发干，天凉睡得好，身体又长了点肉。

处方：栀子 10 克，淡豆豉 10 克，牛蒡子 10 克，板蓝根 10 克，白花蛇舌草 10 克，太子参 6 克，白术 6 克，茯苓 10 克，法半夏 6 克，橘红 6 克，炙甘草 3 克，枳壳 10 克，厚朴 10 克，麦冬 10 克，玄参 10 克，桔梗 10 克，川楝子 6 克，元胡 6 克。

五剂，水煎服。

2017 年 12 月 24 日二十四诊。

症状：患者咳嗽，有眼屎，鼻涕，舌淡红苔腻。

处方：枇杷叶 10 克，郁金 10 克，淡豆豉 10 克，藿香 10 克，白豆蔻 10 克，石菖蒲 10 克，射干 10 克，连翘 10 克，薄荷 5 克，绵茵陈 10 克，滑石 10 克，通草 5 克，黄芩 10 克，浙贝 10 克，青皮 10 克，天花粉 15 克，山楂 10 克，神曲 10 克。

七剂，水煎服。

2018 年 1 月 26 日二十五诊。

症状：患者泡温泉后鼻塞复发，脚湿疹复发。

处方：枇杷叶 10 克，郁金 10 克，淡豆豉 10 克，藿香 10 克，白豆蔻 10 克，石菖蒲 10 克，射干 10 克，连翘 10 克，薄荷 5 克，绵茵陈 10 克，滑石 10 克，通草 5 克，黄芩 10 克，浙贝 10 克，青皮 10 克，天花粉 15 克，山楂 10 克，神曲 10 克，麦芽 10 克，丹皮 10 克，丹参 10 克，苦参 5 克，苍术 5 克。

七剂，水煎服。

2018 年 2 月 14 日二十六诊。

症状：患者打呼噜时轻时重，脚上的湿疹好了，胃纳可，大便不干。

处方：枇杷叶 10 克，郁金 10 克，淡豆豉 10 克，藿香 10 克，白豆蔻 10 克，石菖蒲 10 克，射干 10 克，连翘 10 克，薄荷 5 克，绵茵陈 10 克，滑石 10 克，通草 5 克，黄芩 10 克，浙贝 10 克，葛根 10 克，白芷 5 克，山楂 10 克，神曲 10 克，麦芽 10 克。

十剂，水煎服。

2018 年 2 月 25 日二十七诊。

症状：患者家长用了西药滴鼻，具体用药不详，患者基本能正常呼吸，查体见扁桃体肿大。

处方：枇杷叶10克，郁金10克，淡豆豉10克，藿香10克，白豆蔻10克，石菖蒲10克，射干10克，连翘10克，薄荷5克，绵茵陈10克，滑石10克，通草5克，黄芩10克，浙贝10克，葛根10克，白芷5克，山楂10克，神曲10克，麦芽10克，僵蚕10克。

十剂，水煎服。


2018年3月11日二十八诊。

症状：鼻子能通气了，大便黑黏。

处方：枇杷叶10克，郁金10克，淡豆豉10克，藿香10克，白豆蔻10克，石菖蒲10克，射干10克，连翘10克，薄荷5克，绵茵陈10克，滑石10克，通草5克，黄芩10克，浙贝10克，穿破石10克，莪术5克，山楂10克，神曲10克，麦芽10克，僵蚕10克。

十剂，水煎服。


2018年5月23日二十九诊。

症状：经过一年多的调理，患者近两个月鼻子通气已恢复正常，从未有过的舒服。鼻为足阳明所挟，鼻塞常见阳明有阻滞，前诊多为清阳明，故鼻通，但久病阳明络虚，仍易为外邪所侵。患者最近要比赛，天天室外踢足球。天气炎热，暑气易入侵阳明之经络。患者左上牙龈处（为足阳明经所过之处）发现一囊肿，已经四天，诊断为痰核。

处方：黄芪10克，蒲公英10克，苍术10克，生石膏15克（先煎），白茅根15克，枳壳10克，莪术10克，浙贝10克。

七剂，水煎服。


这是一份并不严肃的给患者治疗的原始病例记录，我在门诊忙得没有办法详细记录，但一定是真实的记录。

我这里就是一间人体 4S 店，你们有什么问题，就给你们治疗什么问题。

不要想着包好，或者确定什么时候好——真的没有一个数的，每个人的恢复能力不一样。而且从来没有一个方子可以一次用到底。

要治好病，需要患者（患者家长）的耐心与信任，我每次的辨证用药，和患者的积极配合忌口，缺一不可。

# 小朋友扁桃体肥大、打鼾，我是这样治疗的

我尤记得 2017 年 1 月 6 日的时候，有一位小朋友初诊，那时他才六岁。他妈妈带着他来看病。他一进诊室，没打招呼，也没有正眼看我，就在地上吐了一口痰。看诊也不是十分配合。

我当时很生气，因为他正好吐在坐椅下，会影响到下一位就诊的患者。我给了他一张纸巾，说："把痰擦掉。"他很听话，就把痰擦掉了，接下来就很配合看诊了。

那时的我脾气有点大，现在好多了。

他妈妈带着他来看病，主要是过来看鼻塞，睡眠张口呼吸，打鼾，流涕，咳嗽，咳清痰和大便稀的症状。

当时小朋友的扁桃体大概三度肿大。由扁桃体的状况推测，他应该是由腺样体肥大造成的鼻塞。

我给他用了五积散加味治疗。一周后复诊，小朋友的症状几乎没有什么改善，但是他的大便稀改善了。我觉得是对症的，于是效守上方，又加点僵蚕、乌梅、莪术、枇杷叶、射干等。小朋友又吃了一周，鼻塞就通了。

根据小朋友平时既畏寒又盗汗的症状，我又加了仙灵脾、巴戟天温阳。小朋友吃了一周，慢慢地盗汗好转了，可是仍怕冷。

我之后又了解到他原来一直入睡困难。他一直吃着我开的药调理着。到了二月底，他感冒了，上腭肿痛，不过，他的大便好转了，已经成形了。

我诊断他这是有风温的问题了。我赶紧开处方：

炒山楂 10 克，神曲 10 克，谷芽 10 克，麦芽 10 克，水红花子 10 克，枇杷叶 6 克，郁金 6 克，射干 6 克，牛蒡子 6 克，绵茵陈 10 克，枳壳 10 克，厚朴 10 克，柴胡 10 克，白芍 10 克，炙甘草 6 克（请在医生指导下使用本篇文章涉及的药物和药方）。

三剂，水煎服。

但是小朋友的扁桃体就化脓了。我转方如下：

金银花 10 克，连翘 15 克，射干 10 克，牛蒡子 10 克，马勃 3 克，板蓝根 6 克，麻黄 6 克，细辛 6 克，野菊花 6 克，青天葵 6 克，蒲公英 6 克，紫花地丁 6 克。

三剂，水煎服。

小朋友吃药第二天，化脓的扁桃体就消下去了。

随后，我又给他恢复到初诊时调理的方案。

到了四月的时候，他的扁桃体开始缩小。只不过，有时会清嗓子。

我又给他开了五积散加味，瓜蒌、枳壳、僵蚕、乌梅、莪术、穿破石等，热重时加银翘马勃散等。

到了四月底的时候，小朋友的扁桃体又开始化脓了，高热。我开了如下处方：

金银花 10 克，连翘 15 克，射干 10 克，牛蒡子 10 克，马勃 3 克，板蓝根 6 克，麻黄 6 克，细辛 3 克，野菊花 6 克，青天葵 6 克，蒲公英 6 克，紫花地丁 6 克，白英 6 克，枇杷叶 6 克，郁金 6 克，淡豆豉 6 克，通草 3 克。

三剂，水煎服。

小朋友服药后热就退了，我就开方给他清上焦的痰湿。处方如下：

金银花 10 克，连翘 30 克，射干 10 克，牛蒡子 10 克，马勃 3 克，枇杷叶 10 克，郁金 10 克，淡豆豉 10 克，通草 6 克，僵蚕 10 克，乌梅10克。

三剂，水煎服。

到了五月的时候，也就是小朋友上次退烧以后出现了不出汗、疲乏、烦躁的症状，但是他大便是成条的。他这种状况，我诊断为气阴两伤，要补气滋阴才行。我开的处方如下：

金银花10克，连翘15克，射干10克，牛蒡子10克，马勃3克，枇杷叶10克，郁金10克，淡豆豉10克，通草6克，浮萍6克，太子参10克，麦冬10克，生地10克，浮小麦10克，炒谷芽10克，神曲10克。

五剂，水煎服。

之后，我以这个方加减，又给他调了半个月，他打呼噜的状况就越来越少了。

我给他慢慢地调理，六月中旬的时候，小朋友开始出现发热、疱疹性咽峡炎的状况，他的舌头是草莓舌。我用甘露消毒丹施治，很快就把他的这些问题解决了，然后再对以前的那些问题进行调理。我这次开的处方如下：

枇杷叶10克，淡豆豉10克，射干10克，郁金10克，通草6克，金银花10克，牛蒡子10克，白花蛇舌草15克，连翘10克，蒲公英20克，乌梅10克，僵蚕10克。

我以这方加减给他调理了半个多月。

小朋友稳定了两个多月。

到了九月，小朋友又得了急性化脓性扁桃体炎。

治到九月的时候，已经是间断服药九个月了，这时候他的扁桃体其实比初诊时已经缩小四分之一了——初诊的时候，两个肿大的扁桃体是可以碰到一起的，只有一条缝，时常引起干呕。这可是吃了九个月的药才改善了这么一点。

就这样反复给他调理，基本上他两个月扁桃体就化一次脓，同时发高烧，脓出来烧就退。

小朋友经过九个月的治疗后，十一月的时候，家长带孩子来复诊，说是上了几个月小学之后，老师反馈说，小朋友上课注意力有点不够集中。我考虑到这可能是肝风的问题，就以三甲复脉汤、六味地黄汤、二至丸等加减调理。

小朋友平时有感冒咳嗽，我就以何老的首乌玉竹饮加减处理。都是随时应对随时调拨，效果都不错。

转眼就到了2018年，孩子已经调理了一年多。这时，他的扁桃体由三度肿大，缩到二度肿大，而且已经不打呼了，没有鼻塞了。但是原先的入睡困难、烦躁的症状，越来越明显了。我按上次治肝风的思路继续调理，症状好转了。

但是这时候他凉到胃了，出现频繁打嗝。我开处方如下：

柴胡10克，白芍10克，枳壳10克，甘草5克，高良姜10克，醋香附10克，石菖蒲10克，郁金10克，栀子10克，淡豆豉10克，知母10克，酸枣仁10克，川芎5克，甘草3克，枇杷叶10克。

十剂，水煎服。

吃完这些药以后，小朋友的打嗝好了，也睡得着了。

到了三月的时候，小朋友又得了水痘，不过这时的扁桃体已经很小了，还是入睡困难。我以酸枣仁汤加味治疗，处方如下：

知母10克，酸枣仁10克，川芎5克，甘草3克，白芍10克，金银花10克，连翘10克，薄荷5克，红花5克，瓜蒌皮10克，甘草5克，神曲10克，山楂10克，厚朴10克，牛蒡子10克，荆芥5克。

五剂，水煎服。

吃完这些药以后，小朋友的皮肤上的水痘很快就消退了。他中间停了一阵子药。到了五月底的时候，他扁桃体化脓又发作了一次。我这次开的处方如下：

金银花30克，连翘15克，牛蒡子15克，白花蛇舌草30克，射干6克，蝉蜕10克，僵蚕10克，姜黄10克，生大黄6克（后下），栀子10克，淡豆豉10克，麻黄3克，细辛3克，玄参15克。

五剂，水煎服。

他这次来治疗的时候，因为发炎，扁桃体二度肿大。不发炎的时候，没这么大的。

退热后，又调理了半个月。

到了六月底又感冒咳嗽多痰，处方如下：

枇杷叶12克，郁金10克，射干10克，淡豆豉10克，通草5克，苦杏仁10克，荆芥6克，防风6克，党参10克，生白术10克，茯苓15克，山药30克，薏米10克，生甘草6克。

七剂，水煎服。

到了八月，患者又出现了化脓性扁桃体炎。处方如下：

金银花10克，连翘10克，射干10克，牛蒡子10克，马勃3克，炒苦杏仁10克，桑叶10克，黄芩10克，滑石10克，茯苓10克，白豆蔻10克，板蓝根10克，蒲公英10克，甜叶菊3克。

五剂，水煎服。

以此方调理给小朋友调理了半个月，才算消肿。

从这个小朋友2017年1月开始到2018年8月调理的过程看，他的扁桃体基本上是两个月化脓一次。每化脓一次，扁桃体就缩小一分。

到了2018年9月的时候，小朋友就开始出现以入睡困难失眠为主的状况。

我以温胆汤、交泰丸加减调理，并配合针灸调神。他的睡眠状况开始改善。

到了十月的时候，我给他以地黄丸为主进行调理。

到了十月底的时候，他的入睡困难明显改善，之前从来不能午睡到现能午睡。

到了十一月的时候，他出现了支原体感染咳嗽，我以达原饮加味，快速将病治愈。

小朋友体质越来越好，人也越来越有礼貌和自信。

以前他来看诊的时候，是很小声的，很怕我的。现在在诊室，有时都敢捣蛋了。

十二月中旬的时候，他又感冒咳嗽，我对症处理，很快就好了。

2018年12月28日的时候，家长发了一张老师表扬他的截图给我看，真的很欣慰。

以上就是我治疗的大体经过，但是方药罗列并不完全，因为内容太多了。在治疗的中间，小朋友中间也出现过很多小毛病，都是几剂药，随应随除。

很多人常问我有什么秘方可以治疗某一疾病，你看我治这个病，有用过一个固定的方子吗？并没有。都是方随证转。如剥洋葱，一层一层地治，身体两个月攒够了正气，发一次烧，化一次脓，把固体的肿块变成液体流出去。这个小朋友扁桃体的病，就是这样治好的。

我只是为他的扁桃体的缩小和正邪斗争，提供了一点点的帮助而已。这个病一半是我的辨证准确与对方案的坚持执行的功劳，一半是家长和患者的配合的功劳。

问题是，有几个人，有两年的耐心？

你有吗？

大多数人，难道不是想着不如一刀割了，一了百了？

# 刷牙解决不了的口臭问题，可能需要调脾胃

小时候，我爱吃一种客家甜点——米程（也有地方叫米通或米糕），它是由炒米、花生、芝麻和黑糖做成的一种甜点，有点像沙琪玛。吃完后，我嘴巴就酸酸的、黏黏的，一张嘴说话，秽气喷人。我妈一闻到，就说我胃有热，就用绿豆加上一种叫白背红背的草药炖成绿豆沙让我吃，吃完就不臭了。

那会儿我还在三九门诊部上班，工资很低，穷得很，房租伙食一扣，就没钱了。2013年端午节的时候，单位发了两盒猕猴桃，整整60个，我非常高兴，因为平时不舍得买水果，我把水果赶紧放到冰箱冷藏，每天吃两到四个。我吃到后面，发现自己胃开始胀了，嘴巴老是有股子臭味。最后，考虑到是吃水果吃伤了，我开了健脾燥湿药加上草果治好了。

还有一种情况，是最严重的口臭，那就是吃了方便面，或拉面，或三及第的猪肉汤饭①，或者五谷鱼粉，或者一切在外面餐馆吃的饭菜，都会口臭数日。最后，只能清淡饮食数日，再吃点对症的中成药，才慢慢地好。

## 具体是什么原因造成的口臭

口，是脾之窍，臭，是秽之气。

---

① 三及第汤是广东省蕉岭县一带的小吃。主要食材为猪肝，瘦肉，粉肠，枸杞。小餐馆一般会放很多调味料，喝了易口干。

那么，口臭，就可以考虑一下，最直接的病机是脾之秽气。间接病机，如其他脏腑，暂不展开来说。

那么脾的秽气，是哪里来的？还是那句话，沤出来的，在中焦脾胃沤出来的。

甘能令人中阻——今天人们吃的甜食太多了，尤其是儿童吃的甜食更多，如巧克力、蛋糕、饮料、饼干等。这些东西虽然吃进去了，但是根本就没那么容易被消化，消化不完，就沤在肚子里发臭，通过消化道，往上走，味道全从嘴巴出来。

寒凉败胃——我吃猕猴桃造成的口臭，就属于寒凉败胃。那些水果，如消化不完，一样会沤在肚子里发臭。你想想，厨房垃圾桶里，放了几个烂水果烂菜心，隔一天，那味道能闻吗？不是越吃水果口气越清新的，别天真了。另外，冷饮也会伤脾胃。

厚味碍脾——在外面快餐店吃的东西里面有太多调味料了，多到我的脏腑无法代谢分解这么多的东西。你炖过汤吗？炖一锅好喝的汤，需要花多少钱？就炖个玉米汤好了，两根甜玉米10元，一根胡萝卜1元，半斤骨头20元，人工费10元，煤气费2元，炖出顶多三碗浓汤，成本43元。你在外面点个快餐带汤才20元，这些很浓的汤味，如果不掺点味精、香精、汤精之类的东西，味道能这么重？你吃进去容易，代谢出来就难了。这些调味品，全在中焦沤出一股难闻的气味。

## 我是这样处理的

当然，仅仅因为牙没刷干净的口臭根本不用治疗。

从我个人的经验来看，口臭的原因大多是中焦沤有湿或者食积，或者全都有。

既然是痰湿，那就好处理了。

1. 如果只是吃多了甜食，那么保和丸，就能解决一部分，再不成煮点儿平胃散送服保和丸（请在医生指导下使用本篇文章涉及的药物和药方）。

2. 如果是瓜果和生菜吃多了，按我的经验，也是吃保和丸。不过，我把草果打碎了，煮水送服。好多年前，忘了是哪部书了，说草果能治瓜果伤脾胃，我就记下来了，凡是瓜果及凉性蔬菜吃伤了造成的口臭，我常常加草果来治。

3. 味精吃多了的口臭，这个最难治疗。我一般用平胃散合上二陈汤、温胆汤之类，再加槟榔和大腹皮，把腑气通一通。最关键的是一定要少吃外面的快餐。吃了味精，辅料，防腐剂、色素、香精等食品添加剂，排除是很吃力的。

4. 如果是食积后化湿积热而引起的口气，那么我多用藿朴夏苓汤加上消食药。这是我在门诊用得比较多的方法，效果还不错。

5. 其实，祛除病因才是终极治法——注意饮食。

# 治疗口臭，用平胃散（加味）的时候比较多

曾经看到朋友发了一段文字在微信群里。细细读过后，百感交集，感叹人生的不易。下面，就分享给大家，一起体会一下。

韦东高中的时候才有了一个女同桌沈慧君。每次和她说话，她总是一副害羞的样子。

她喜欢吃橘子，而且每天都会从家带来一个。纤纤细手小心翼翼剥开偷偷塞给韦东几瓣。

"我怕酸。"韦东这样告诉她。

"我就喜欢看你被酸得流泪的样子。"她对他说。

从此以后，韦东每天都会吃到橘子。

后来毕业了，他们去了不同的城市。

记得有一个晚上，他给她发了一条短信："刚才吃橘子又被酸哭了，但是一下子就想到你。"

她在那边沉默了。

…………

他最终还是决定毕业前去找她一次。

那天韦东穿上一身西装，拎了一袋橘子，在她学校食堂，小心翼翼剥好等她。

她来了，却是两个人。

他递给她橘子。

　　她告诉他："我从来都不喜欢吃橘子。"

　　"为什么？高中那三年……"

　　她拂一拂额前的秀发对他说："因为你有口臭……"

　　单身男生们，一定要注意个人卫生，口臭不是病，臭起来没人领。

　　如果你真的很注意卫生，可是还是口臭，怎么办？

　　那么一般情况下，出现口臭，其实多是由饮食因素造成的，以湿居多。

　　外卖吃多了，以后少吃点。

　　小排档里的味精太多了，宁可吃贵一点的食物，也别贪便宜。

　　人们认为水果令口气清新。水果吃多了，其实也会口臭，真的。烂肉和烂水果，其实一样都是臭的，只要过量，超过脾胃的负担，停积了，就会沤得发臭。

　　爱吃油腻的，吃得太油了，真不好。

　　爱吃甜食的，一吃甜的就口里发酸，久了就臭。

　　总之，男生们，不要故作清高不修边幅，一定要注意形象，要保持口气清爽、手指甲剪干净、衣服干净整洁、头发清爽，这样，才有女生愿意接触你，这样才会有表白不被拒的机会呀！

　　平时，我治口臭，用平胃散加味比较多。

　　以平胃散打底，苍术 10 克，厚朴 10 克，陈皮 10 克（请在医生指导下使用本篇文章涉及的药物和药方）。

　　食积重加的保和汤；热重加蒲公英或石膏；口臭极了，加草果；如果伴有五官的分泌物增加，有时也合上甘露消毒丹。

　　单身男生们，我只能帮你们到这里了。

# 口腔里的囊肿，可以用这样的治疗思路

我治过几例口腔里的囊肿，有的有效果的，有的没什么效果。这些囊肿有长嘴唇上的，有长牙龈上的，也有长舌头上的。

我治过长在嘴唇上的囊肿，这个治好了。口腔科的朋友告诉我，腺囊肿是极易复发的，有时也能自愈。在我看来，还是得调理体质。

我还治过牙龈上的囊肿，治疗后这位患者的囊肿缩小了，但后来我休假，就没有一直观察下去。

曾经还有一位广西过来的朋友，牙龈上长了个良性肿瘤，医院的方案是手术切除，要先把病灶附近的牙敲掉，她想先试试保守治疗，从广西来面诊，我给开了门纯德门老的夏枯消瘤丸，让其自制服用，一个月后随访说缩小了，再后来，我就不知道情况了。

我认为口腔里的囊肿还是得调体质，体质改善了，才能巩固疗效。

还有个小朋友，囊肿长在舌头的下面，他吃了药后当天就胀大了，第二天就破了，流掉水就缩小了。二诊再服药，又是这么一个过程。因为从外地跑来深圳，复诊实在不便，我劝其家长看其他医生。因为这病我也没经验，不想耽误事。

囊肿大多是痰湿与死血，用药必然少不了这两类相关的药物。我治这病，思路很简单（请在医生指导下使用本篇文章涉及的药物和药方）：

唇——脾之华在唇——用脾经的药——异功散＋化痰活血。

龈——胃与大肠经络所过——用阳明经的药——白虎汤类、甘露消毒丹类＋化痰活血。

舌——心开窍于舌——用心经的药——导赤散 + 化痰活血。

大体这样的思路下来，再临时按变化调方，方随证转，应该是有希望的。

不过中医治病，还是讲究医缘的，我医术水平还不够高，我治疗这类病，失败的多，成功的少。但总还要一直探索下去，希望以后能得心应手。

第
三
章

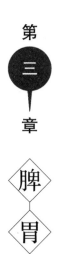

脾
胃

# 胃阴真的很重要，可很多人不知不觉地伤害它

人生在世，头等大事是什么？吃。

民以食为天，中医先靠边。

在吃这个过程中，人就会受到很多的损伤，不管你吃什么，第一关就是到达肠胃。

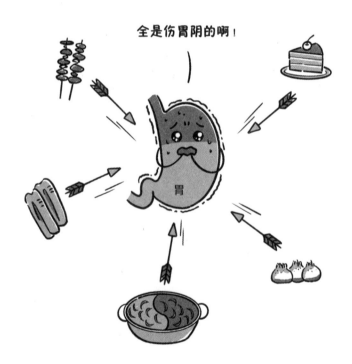

全是伤胃阴的啊！

关于胃阴，我们先这样捋一捋思路。

比如，得了一些胃肠道的传染病，感染了诸如轮状病毒之类的病毒

后就上吐下泻的，首先是丢失水分，哪怕病毒是寒湿性质的，但是它也会伤胃阴。

吃东西首先进入肠胃（先进入到胃，再到肠）——足阳明胃经、手阳明大肠经，这两条经脉都是阳明经，阳明最先接触这些食物。然后消化，正常情况下它都需要很多的水分。肠胃感染后为了冲刷病毒，就会上吐下泻，结果胃液肠液丢失了，不就阴伤了？这是外感造成的胃阴的丢失。

还有饮食不当造成的胃阴丢失，比如在外面吃烧烤类、烘烤类的东西、各种煎炸的东西——烤鸡翅、烤羊排、烤牛排等各种烧烤，饼干、汉堡、烙饼、比萨、手抓饼、煎饼果子、烤冷面以及热性很大的、辛辣的调料调配的食物等。这些东西吃进去之后，人的胃阴就消耗得非常快。比如辣的东西，吃完就容易口渴。

另外炸薯条、炸串之类，吃完后总想喝水，因为食物经过油炸之后，脱水脱得很厉害。薯片、薯条之类的脱水才能脆，它本身是经过脱水制成的，你把它放到桌面上一天，它就会吸收空气中的水分变软。这些东西你吃到胃里面之后，它会把人体的水分吸过去，消耗人体大量的胃阴。人的胃阴一旦消耗之后，身体就会出现一种虚性的亢奋。

胃阴虚了，胃就会出现亢奋的状态，表现就是胃口很大，总想吃，就像广东人讲的化骨龙①。这也想吃，那也想吃。如果不给吃，胃就开始闹，你就开始吃，饭吃完饱是饱了，可是吃下去之后呢，它没有胃阴，就是胃液不足，胃酸不足也好，肠液不足也好，结果就是肠胃不消化，因为它胃阴不足，所以它不能腐熟食物，日久就会饥不欲食。

①"化骨龙"本义即龙生九子里的饕餮（tāo tiè），传说中的一种凶恶贪食的野兽。广东人喜欢把胃口过于旺盛的孩子叫成化骨龙。

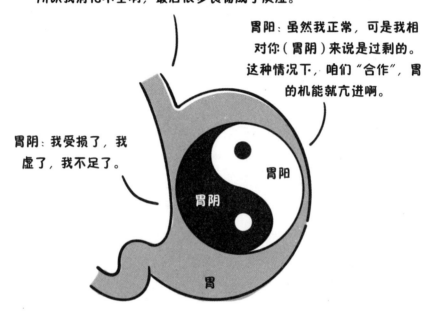

胃：因为我的胃阴虚，我总是很饿，虽然我吃得多，但因为我的胃阴（胃液、肠液）不足，所以我消化不全啊，最后很多食物成了痰湿。

胃阳：虽然我正常，可是我相对你（胃阴）来说是过剩的。这种情况下，咱们"合作"，胃的机能就亢进啊。

胃阴：我受损了，我虚了，我不足了。

胃阳

胃阴

胃

最终，它造成什么结果呢？结果就是胃阴不足，腐熟乏力继发积食。

阴虚的本证已经有了，但现在是在本证的基础上发展出积食的标证。

一旦食积之后，再继发，它就变成湿热、痰饮。一般情况下变湿热为多，湿热上蒸，沿着经络到了舌头，就出现腻苔了。

总之，很明显的一个表现就是，胃阴虚之后造成了饥不欲食、胃脘嘈杂却又腐熟不够，运化不了，不能够腐熟食物，会造成食积痰湿或湿热等病理产物。

因为你胃阴不足，它是虚热的，你吃的食物无力运化易变成湿，它会结合热，往上走到舌头，就产生腻苔了。这种情况常伴有口臭，积滞的热气会造成口腔溃疡或牙龈肿痛。再往上走到鼻子，就会造成出鼻血或者打鼾。热气走到肠，肠阴也不足，大便就干燥，结羊粪球，要么肛裂出血要么痔疮。

另外，我们会发现，这种体质的孩子可能更加容易得手足口病、疱疹性咽峡炎和特应性皮炎等疾病。

他这个饮食习惯或体质决定了他的胃阴不足——容易口渴，半夜的时候会出现喉咙干、睡不着、盗汗这一系列的反应。从这个胃阴不足引起的一系列病状，你现在明白了吗？外感跟内伤是相辅相成的。

当一个人胃阴不足的时候，他就会口干，然后还会出现什么问题呢？躯体还会从身体的其他部位调动液体到胃，这个人会出现皮肤干燥。再有就是这个人偏瘦小，他怎么吃都不长肉，因为吃下去之后，这些食物没有腐熟；或者这个人很胖，吃进去的食物都化为痰湿，成了虚胖。食物的第一个关口没过——过不了胃这一关，脾就没办法发挥作用。食物只有过了胃这一关，脾才能更好地发挥作用。

所以在饮食的时候，注意保护阴气是很重要的。

之前我写过一篇名为《阳气真的超重要》的文章，讲述了阳气的重要性，通过上面的讲述，你就会明白，阴气一样很重要。

我们发现，不能过度地去消耗胃阴。

吃的东西热性太高，吃完就口干，那当你觉着胃阴会受损伤的时候，这段时间内暂时先别吃这个，让胃阴慢慢地恢复就好了。

有些人会觉得吃东西把胃阴消耗了，吃点东西就能很快补回来，很多时候却会弄巧成拙。比如，你吃了烤鸡伤了胃阴，你觉得我伤了胃阴，我吃点西瓜或者其他凉的补补不就行了吗？其实这会造成更糟糕的结果，因为吃了这些寒凉的，身体的阳气又有损伤。这个时候，你胃阴还没补充回来，本来你吃的食物就不能消化，你又吃了寒凉的，结果就是痰湿又加重了。就是阴虚没有得到补充的情况下加重了湿气，湿气在胃阴虚火旺的烧烤之下，就变成了湿热。

不是说你不能吃西瓜、梨之类的，你得先让胃里的东西消化一下再吃。但是也不要多吃，就少吃几块西瓜、梨之类，这个量你要把握好。凡事不要绝对。

如果胃不能够很好地分泌胃酸，那不就是没有胃阴吗？胃阴不足从某种程度上说就是胃酸不足了。但是为什么又会出现烧心、泛酸水等胃酸过多的表现呢？因为你胃阴不足继发的食积产生了这种湿热，它就出现了酸臭的味道，泛酸水。它反映了湿的出现，并不是胃阴过多的表现。看上去是胃酸分泌过多，但它本质上其实是胃阴不足继发的湿热。

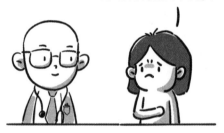

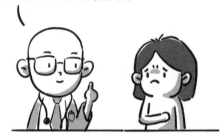

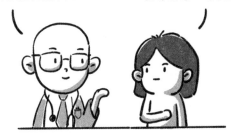

其次呢，胃阴并不完全等同于胃酸，它代表了消化能力。

原来是这样啊，看来很多人把湿当成胃酸了。

所以我在大口七<sup>①</sup>（请在医生指导下使用本篇文章涉及的药物和药方，哪怕是药食同源的配方）里面用了什么？用了玉竹。玉竹很关键的一个作用就是滋养胃阴，吃了这个胃口就好了。大口七出产以后，我在这个配方基础上重复运用之后发现，它不仅开胃，而且使大便也顺畅了。很多孩子是胃口很好，但是大便很干，他们吃了大口七大便好了很多。用培土茶<sup>②</sup>去改变胃阴不足的问题是不行的，培土茶主要调理偏脾阴不足，大口七则主要针对偏胃阴不足。

玉竹对胃阴不足的大便干燥效果特别好，所以，我又加大了玉竹的剂量。

不仅玉竹，沙参、麦冬、白扁豆也可以润肠。

胃阴不足的孩子常见剥苔，不过这种剥苔时隐时现，一会剥，一会不剥，但根子上还是剥。

可能因为这两天饮食好一点，吃点药，养养胃阴，就不出现剥苔了，但是没养好，吃伤了，胃阴又伤着，就会出现剥苔。

那出现剥苔就罢了，为什么还会出现腻苔呢？我们要理解其中的先

---

① 大口七：作者自拟经验方，组方为山楂、麦芽、玉竹、小米、大麦、鸡内金、莱菔子、白扁豆、百合、莲子、山药、橘皮。

② 培土茶：作者自拟经验方，组方为五指毛桃、山药、白扁豆、茯苓、芡实、莲子、黄精、橘皮、甘草。

后关系才能想明白这个问题。

一个人在胃阴不足的情况下产生的食积，食积又变化为湿热。湿热又上蒸于舌头，在舌面上形成苔，它变成了一种腻苔，腻苔刮开来一看，底下是剥苔，它还有热，会起红点，就会形成草莓舌，等等。

你要学中医，要整个人沉浸在中医的这个思维中，你就阅读、观察、思考和看病，去刨根问底。你不刨根问底，就不会想到怎么解决这个问题。

只有一个人胃阴恢复了之后，再来健脾才有用。

如果一个人因为胃阴不足而不大想吃饭，你给他健脾，只能越健脾越糟糕。他不想吃饭等问题，根本原因不是升的问题，而是降的问题，他不是脾升不起来，他是胃降不下去——没有胃阴是降不下去的。

胃一旦下降，脾就会上升。就像拉个滑轮一样，你往下一拉，滑轮那边的桶就往上升。这样的升降才有序，你降了它才能升，你升了它自然会降。

这个问题很难解决，但是你一定要学会看到问题卡在哪个点上，如果这一点你没看到，这个病就不好治。

胃阴要怎么养呢？按摩往哪里按？你要降，就按摩天枢（位于中腹部，在肚脐左右两寸的地方，与肚脐持平），降一降，再按一下内庭（位于足背部，二三趾间，趾蹼缘后方赤白肉际处）。按摩这些穴位，就可以养胃阴。

我不是说凭空想象之后写出来的这一篇文章。

为什么明明是湿热你不祛湿热，却去养胃阴呢？养胃阴不是增加湿吗？

现在根据上面的讲述，回头再想一想这先后关系，你会发现，原来是可以一边养胃阴一边祛湿的。

你用这种方法会事半功倍。

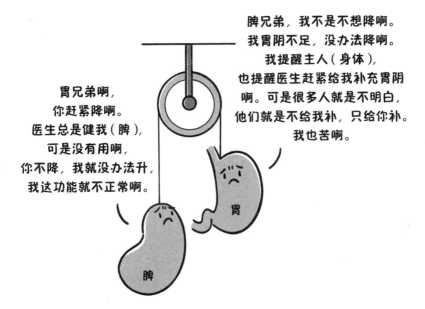

有没有这种又养胃又祛湿热的方子呢？有，叫甘露饮。记住，它不是甘露消毒丹，是甘露饮。

甘露饮里面有生地、熟地、天冬、麦冬、石斛，它养阴，不仅养胃阴也养肾阴。祛湿热用的是什么呢？用枇杷叶跟绵茵陈，为什么用绵茵陈祛湿，还要用上枇杷叶呢？因为祛湿的话必先行肺气，肺气的宣发肃降有助于湿气运行出体外，所以用上枇杷叶，搭上绵茵陈，这两味药可以让湿气往上下两个方向走，还有黄芩可以清热，它可以清中焦的湿热，还有枳壳可以降胃，把它降下去，然后放一点甘草调和诸药，这就是十味药的甘露饮。

你别小看甘露饮这个方子。

我常常用甘露饮来治鼻塞和腺样体肥大。只要是属于胃阴不足的病机引起的，效果都很好。治胃的方子怎么能治好鼻子的问题呢？胃的经络经过鼻子，胃的胃阴不足造成了湿热，湿热循着经络就堵在鼻子上。

当一个人胃阴不足的情况下，如果不滋胃阴，胃的腐熟功能就不能恢复。胃的腐熟功能不能恢复，只要你一吃东西，它就容易变成湿热。

上面已经讲过了，甘露饮里面的枇杷叶和绵茵陈能够祛湿，再用一点枳壳行滞消积，它能把这个湿热和食积往下通，鼻子的问题就解决了。

在这种情况下，鼻子的问题解决了，是因为食积和湿热的问题解决了，但是根子上的问题还是通过滋补胃阴解决的。

所以学中医，用中医知识的关键就看你有没有融会贯通。你要掌握它们之间的相互关系是什么，逻辑是怎样层层递进的。

这个养胃阴的方法，很多人会困惑——为什么明明是湿热，你要养胃阴呢？通过上面的讲述，你明白了吧？

《温病条辨》①里面有湿温篇，你就看讲湿温那一块，文章有上中下三焦的讲述部分。湿温篇的后面部分，在讲述治疗湿热病证的时候，为什么都会用到养阴的药呢？明明前面是湿热病，你用上焦宣痹汤、中焦宣痹汤——各种祛湿的药，用三仁汤、藿朴夏苓汤的变方——各种祛湿热的药，用了这么多祛湿或者祛湿热的药治疗，后面怎么还会养胃阴呢？明明湿热祛掉就好了，还养什么胃阴？后来你会发现，只要有热它就会伤阴，只要你吃到热的东西，它就容易伤胃阴。

其实湿热外感，很多情况下都存在肠道的"感染"，它由口鼻而入，入口的最先接触的就是胃与大肠，最先停留在胃与大肠，最先消耗的是胃与大肠的阴气，然后进入一系列这样的恶性循环。你只要打破这个节点，这个病就能够被你终止，然后身体慢慢恢复。

除了甘露饮、益胃汤（由沙参、麦冬、玉竹、生地、冰糖组成的方子）能够养胃阴，石斛、白扁豆也可以养胃阴。

很多男人应酬的时候喝酒、吃火锅，结果食积化热，造成胃阴不

①《温病条辨》一书系清代吴瑭（鞠通）的著作，为温病学的重要代表著作之一。

足。吃辣的火锅更容易伤胃阴。湖北、湖南、四川、江西、贵州和云南这些地域的饮食里有很多伤胃阴的调料，吃了之后非常容易伤胃阴，胃的功能受影响进而产生湿热。

我目前所讲到的，还只是气分的病变，当它一旦入了血分之后，还会有一系列的变化，治疗起来更麻烦。

胃阴是一天伤的吗？不是的。

胃阴永远在受伤吗？有可能。

就是说今天伤一点胃阴，又补充一点胃阴，明天再伤一点，再补充一点。

因为你每天吃饭，很难规避问题，只能说要小心。一个人，很难做到不伤到胃阴，因为你本身每天还要消耗胃阴，除了消耗胃阴之外，也消耗胃阳。阳气很重要，阴气一样很重要。

这样一讲，好像人生没有什么乐趣了。这不能吃，那不能吃的。

我没有这个意思。

你想吃什么，就吃什么，没有关系的，但最好要有节制。

附文：

## 吃了养胃阴的药后，反而变瘦了

一位患者吃了滋胃阴的药，结果他滋胃阴以后，人反而就瘦了。他有点迷惑不解，不是说这个药是滋胃阴的吗？滋阴不应该胖一点吗？怎么就瘦了呢？

这位患者的胖是虚胖，可以说是痰湿造成的。我摸过他的肺经，他的肺经、心包经、心经循行的部位上有非常多的结块，即痰核。这证明他的上焦有很多的痰湿。

那他这个痰湿是怎么来的呢？是从胃来的——从经络上讲，胃与肺有经络上的联系，肺经是还循胃口的，就是绕着胃走的。所以胃有什么就容易通过经络传给肺。

《灵枢·营卫生会》中讲道："人受气于谷，谷入于胃，以传于肺。"

饮食进到胃里面的时候，假如一个人的胃的阴气不足，它的腐熟能力就会减弱。如果它的腐熟能力不能得到满足的话，那么它吃进去的食物会消化得很少，可能大部分都变成食积，食积最后转化为痰湿，而痰湿就往肺经上走，肺经就会聚集很多痰湿。

胃阴不足还会出现哪些症状呢？首先胃会出现相对的虚性的亢奋，他胃口会变大，变得吃不饱。

还有一种就是发展到一定程度之后，变成了没有胃口，不能受纳，病症严重的人吃进去会呃逆干呕。

一个人胃阴不足，他的胃口会非常大，而且很容易胖，还容易累。为什么会这样呢——他胃火很旺，所以胃口很大，他不停地吃。可是因为他的胃阴不足，吃进去的东西非但没有转化为人体需要的气，反而变为痰湿，储存在人体的经络缝隙里面，还会堵塞人体的气机，结果会让人看起来非常胖。

如果经过治疗，一旦他的胃阴的功能恢复，他的胃能够腐熟、加工这些饮食，那他痰湿的产生就会变少，他经络里的痰湿慢慢减少，就慢慢地变瘦了，虽然体重没有变。

胃阴相对不足的情况下，意味着胃的消化能力不足，这就会造成人的气是不够的。

《内经》讲："谷气不入半日则气衰，一日则气少。"

也就说他吃的东西没有消化好，没有吸收到位，等于没有吃东西，等于白吃，没有吃东西的话，他的气就会很少，相当于谷气不入，所以人就会很累。尽管他吃了很多，但是都是转化成了痰湿，并没有变成气，所以就累了。这就是为什么这么能吃，但人却是很累。

因为胃阴不足，胃就产生了虚火，这个虚火会让人很怕热，出很多汗，皮肤很油腻。

我们来看看胃经的循行路线，再看看胃阴虚产生的痰湿可能造成的相关症状。

1. 痰湿往上走，经过乳房，如果这个痰湿堆积在乳房，会出现乳腺增生。

2. 痰湿继续往上走，经过人迎穴，人迎穴的旁边是甲状腺，如果停在这里，就会造成甲状腺结节——甲状腺出现问题的人，有些是胃口很旺盛的。

3. 再往上走会到了咽喉，因为阴气不足，所以会有咽干的表现，同时产生了痰湿会让喉咙有黏痰。

4. 再往上就到了牙龈，会有牙龈肿痛，或出血。

5. 再往上走，到了鼻子，鼻子会有干的感觉，因为痰湿聚集在这里，所以鼻子会堵，甚至会出鼻血。

6. 往上走，眼内角很干很痒出眼屎，记住是眼的内角。

7. 往上走，就是入络大脑，这个痰湿到了脑了，人就可能就会失眠睡不着，头晕，头上热得出汗。不管成人还是小孩都可能出现这些问题。

8. 往下走——冲脉是与胃伴行的，冲脉隶属于阳明，也就是说，冲脉的功能实现是要靠胃的，冲为血海，血海在哪？血海与子宫密切相关。所以胃有问题，子宫也容易出问题，痰湿要是堵下来，子宫容易出现肿块息肉，或者胃火直接冲到血海，出现崩漏。

这一系列下来，我们谈的是胃阴的变化，可是我们仅仅是只讲胃吗？

不，你胃阴一旦虚的话，胃背后的痰湿就要动手了，肝风也容易要来克胃。

肝是挟胃贯膈的，它克你，就会"捏"你的胃——现在胃阴不足，胃虚了，肝就来克胃——肝"捏"你的胃，你就打嗝嗳气，一"捏"你的胃，就嗳气；"捏"到你的乳房，就乳房胀痛；"捏"到你的脖子，脖子就有异物感，好像被掐住一样喘不过气；"捏"到你的大脑，那你就头疼了，眩晕了，最后脑血管爆或者堵死，出现中风。这些就是胃阴不足引发的问题。

我们看问题，一定要动态发展地看，分析疾病也一样，要动态发展地分析，不要死板、教条。你看，胃阴不足的问题可以延伸出多少问题：

胃阴不足，首先是引起胃本部的问题，如慢性浅表性萎缩性胃炎，甚至胃的肠化①，等等。

其次就是胃阴不足可能继发了乳腺增生，乳腺炎或堵奶等。

胃阴不足也可能引起甲状腺结节和甲亢。

当患者出现了能吃又大汗的症状，发展下去开始从胖突然消瘦的，就是糖尿病了。

胃阴不足影响到了咽部，可以是神经官能症，可以是梅核气，还可以是腭扁桃体肿大。

胃阴不足影响到了牙龈，可以是牙周炎。

胃阴不足影响到了鼻子，最常见的就是腺样体肥大。

胃阴不足往上影响到了眼睛，就容易出现慢性结膜炎、麦粒肿，甚至是霰粒肿。

胃阴不足影响到了脑子，就容易导致脑缺血、中风、眩晕症、失眠、狂躁或抑郁等病证。

胃阴不足往下影响到了子宫和血海，就会出现子宫肌瘤、纳囊、内

---

① 肠化：肠化是因为长期炎症的刺激，胃黏膜发生形态的改变。

膜息肉等妇科病。

表面上看，我讲的是调好脾胃治百病，从深层次看，都是由结构决定的功能变化——脾胃的经络过了哪里，堵在哪里，哪里就生病。不懂经络而治病，开口动手便错！

中医是讲逻辑的，我讲的这些，都是和经络相关联的，包括我讲的肝克胃，肝经挟胃贯膈。

我上面讲的都是基于结构相关的底层逻辑，是物理性质的，不是想当然的理论。

你看，深入了解中医就会发现，中医治病是有逻辑的，中医不是盲目的。

为什么可以说脾胃好很多病就容易好，它不是五行生克那么简单，它一定是有某种物理结构支撑着的。

为什么胃阴会虚？大多是吃出来的，煎炸、烘烤、辛香的食品，或牛羊肉等都容易造成胃阴不足。

那怎么判断胃阴不足？

1. 看胃口：分析胃，一定要先谈胃口。胃热，一定是胃口旺盛的，能吃。能吃能化，胃是没有问题的，可是能吃，又累，那胃就有问题了。

2. 看舌头：舌质色泽可以是淡嫩的，但绝大部分都有裂纹舌，有些人深，有些人浅而已，这个要看得仔细。很多人有细小的裂纹的，这意味着出现胃阴虚了。有的人是地图舌，或者还同时存在剥苔和腻苔。

记住，胃阴虚和脾气虚是可以并存的，脾气虚会让舌质淡嫩，但是胃阴不足又会出现裂纹和剥苔。这个时候，很多人就会判断错。就以为只是脾气虚的问题，没考虑到胃阴虚，就只会健脾，这会造成鼻出血和大便干。只要加点养胃阴的药，这个问题多半就能避免。

3. 胃火起来了后，阳明有热，容易出汗，怕热。

4. 兼有湿热之后，皮肤油腻了，头维穴处开始脱发，即 M 型脱发，胃经经过的一切部位可以发痤疮,如大迎穴区的颌角处,如绕唇部位,如鼻翼处等——开始口臭,开始口疮(口腔溃疡)发作,可能会出现湿疹。

热盛生出的风,可以超越胃经,弥漫全身,发现风团瘙痒,即荨麻疹,甚至幽门螺旋杆菌也可以开始滋生了,有感染 HPV 的也不出奇。

你看,从一个胃阴,我就可以进行这样的沙盘推演,完全是讲逻辑的,不是乱讲的。

我们讲五脏六腑,每一个脏腑的气血阴阳变化,都是这么变幻莫测的。中医基础一定要学牢,这样你就可以推演了,一旦推演过,你就会上瘾,会发现里面有大美的风景。

推演得熟练了,这跟透视就没有什么区别了。对病机把握到位了,有时患者不用出声,你就知道是怎么回事了。

# 治疗痘痘，健脾胃祛痰湿是根本

## 前　因

我治疗过不少痤疮的患者，有一些患者挺好治疗的，基本上开一两副清热解毒的药，脸就恢复了。但是也有一些患者症状非常顽固，吃上药一两个月效果都不是很明显。更有时候越用清热解毒的药，痘痘发得越厉害——明明看他满脸通红有脓点，怎么用这些药就没效呢？我困惑了很久。

直到有一天，我深入学习了《中医痰病学》，以痰湿作为切入点考虑以后，才提升了治疗痤疮的疗效，但仍然不敢说每次治疗都有效。

因为你治任何一个病都需要一个过程，这个药物和疾病不可能都是直接对接起来的，如果是这样治疗的话就犯了机械主义，也就是说，有什么病就吃什么药，这是一个很机械主义的行为。

我们不要忽略了药物和疾病之间还有一个人，人是有差异性的，药物是通过人来起作用，来治疗这个疾病的，所以我们不能盲目地用药，也不能盲目地看到这个病就去想吃什么药。

有一类人，我最反感。他们喜欢说，医生，我得了某某病，吃什么药好呢？在我微博的私信里有一大堆陌生人来信，私信问我：医生，我爸爸高血压吃什么药好；我儿子身上湿疹吃什么药好；我妈妈腰疼吃什么药好……这一类人是我最讨厌的，他就是把疾病和药物直接对接起来，完全没有去想中间有人起着作用，而这个人是有差异化的。

## 痤疮是啥

痘痘，又叫痤疮，就是人体皮脂分泌过剩，堵塞了皮脂腺导管，然后继发了细菌的感染，引起的一种炎症反应。

因为导管堵塞，皮脂排出障碍，形成了角质栓，也就是粉刺，这里聚集了大量的痤疮丙酸杆菌，繁殖造成炎症，局部还有红肿热痛。

好发的部位一般在面部，上背部和胸部，这些皮损痤疮有些是开放性的，有些是闭合性的，闭合性的就是大的痤疮，比较难治疗，里面可能还有脓包。

## 为啥会得痤疮

进入青春期以后，人体内雄激素特别是睾酮的水平上升，刺激了皮脂的发育，产生了大量的皮脂。也就是说雄激素是个源头。也不知道解释得是不是足够正确，因为我是个中医，我的西医基础很一般。解释这些问题我只能从中医角度来解释，西医我不懂，讲了就会贻笑大方。

雄激素高我不知道是什么原因造成的，但是有一种原因是合成雄激素的原料增加了，刺激了雄激素的上升。原料有可能就是饱和脂肪酸、胆固醇这类东西。这些也许就是我们平时饮食里面吃进去的油炸、煎炸或油腻的食物。可能就是油性太高的这类食物，恰好就是中医说的肥甘厚味。饮食不合适造成的，比较典型的就是川菜和火锅了。

长痘的原因，主要就是以下几个方面。

首先，就是上面说的过食肥甘厚味。

其次，一些人乱吃补品造成的。有些人吃了补品之后，干扰了体内的内分泌水平，这些补品刺激了内分泌的性腺。雄激素分泌的主要器官，女性是卵巢，男性是睾丸。什么药物会刺激人们分泌雄激素呢？就是鹿茸、阿胶、人参、海狗肾、海马之类的。当人们补肾阳补过头了，上火了，然后就患了痤疮。

最后，外界环境空气湿度非常大。空气湿度大的时候，身体往外分泌汗液不是很顺畅，体内往外散热不是很好，毛孔皮脂腺导管容易堵塞。

从中医的角度看，过食肥甘厚味，过食温补药物，外界环境潮湿，都可能是造成痤疮的原因。

### 针对痤疮，咋办呢？可愁死我了

对于反反复复发作的痘痘，我们主要得控制好嘴巴，饮食清淡，但是已经造成的损伤，不是忌口就能把它去掉，要配合药物治疗才能解决。

患痤疮的最主要的原因还是饮食造成的，我再结合痰湿理论分析一下。

我曾写过一篇《我的痰湿观》的文章，在里面讲到了肥甘厚味生痰的东西，这些东西会壅塞中焦，让脾胃失于运化，产生了很多痰湿，痰湿需要往外排，皮肤是最大的排泄器官，所以痰湿就会走到皮肤里。当痰湿走到皮肤里面，痰湿郁久了会发热，发热往上走，把湿带到上面去了，然后脸上，上背部和上胸部都可能长痤疮——湿和热在上面，湿郁浓缩了就变成痰。从经络上讲，阳明主面，足阳明胃经经过面部大部分地界，也是痤疮的好发部位。

很多人总是吃快餐，快餐里面的油大多是老油。从西医的角度看，这种东西不好代谢，它们沉积在你的皮肤里。所谓的快餐脸或外卖脸都是因为吃快餐吃外卖吃多了，造成的脸上油脂分泌多或长痤疮。从中医的角度看，它就是过食肥甘厚味造成的。

你只要尽量在家吃饭，做得干净，调味料少点，垃圾就不会积蓄那么多，皮肤就会稍微光滑一点。

除了肥甘厚味和补品会让人产生湿热外，瓜果或生冷的食物也会让人产生痰湿。它们是抑制肠胃阳气的，肠胃运动被抑制后，就会产生痰湿，随后也是会化热。

另外就是不随便吃补品，平时保持饮食清淡就行了。吃那些乱七八糟的东西，吃进去容易，排出来难。

为什么越吃凉性的药越长痤疮？凉性的药能清热解毒，但是它不能祛湿，没办法弄走湿，即便它能弄走湿，它除了凉到了痤疮，也会凉到肠胃。也就说，凉性的药会把肠胃的功能抑制了。一旦胃肠道被抑制就会产生很多湿，也郁很多热，又会往上走，这不就加重症状了吗？我们无论何时，都要保护脾胃，不要让它的功能被抑制被削弱。

所以，我调脸上的痘痘，是从脾胃调，从化痰调。

## 范大夫，你说了等于没说

我常说，药物不能和疾病直接对接，因为中间有个人，但有时候还是能总结出来一定的规律性，有痤疮的人，体内有痰湿的可能性非常大，刚好有个清痰湿的药——保和丸（请在医生指导下使用本篇文章涉及的药物和药方）。

脾胃的问题造成了痰湿，然后脸上长了痘痘。所以，治疗痤疮的方法就是先把痰湿去掉，这样才能做到釜底抽薪。下面没有痰湿上面就没有火。

保和丸不能完全治本，但是它能先把痰湿刮掉。先让保和丸刮掉痰湿，我们再因人而异地恢复脾胃的功能，这才是治本。

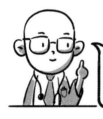

有痤疮的人，多数是有痰湿的，所以治疗起来呢，我会先派出保和丸。

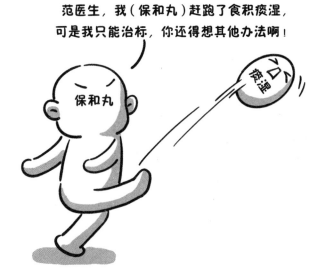

范医生，我（保和丸）赶跑了食积痰湿，可是我只能治标，你还得想其他办法啊！

保和丸

清完之后用健脾药物恢复脾胃功能，我常用的是六君子汤。

另外还要恢复脾胃的气机，让它该升的升，该降的降——用平胃散恢复肠道的蠕动，让患者放屁、大便快一点。

治疗痰湿造成的痤疮，平胃散合并二陈汤是一个基础方。二陈汤能够化痰，再加点党参、白术，就包含了四君子汤、六君子汤在方子里，它健脾化痰又理气。痰停在那里是因为气先停在那里，气动起来了湿也就化了。在平胃散合并二陈汤的基础上，经过加减化裁就成了二陈汤加平胃散加六君子汤的方子，这种组方有健脾、化湿、化痰的作用，再配点保和丸消积。这样一来，整个脾胃功能就动起来了，垃圾就慢慢分解了。

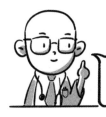

我还会派出二陈汤、平胃散、六君子汤。

我们可以健脾、燥湿、化痰。

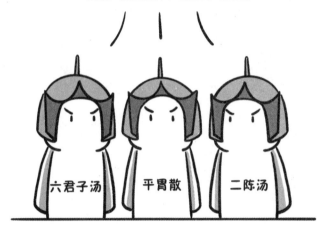

我们强大了，再也不产生痰湿了。

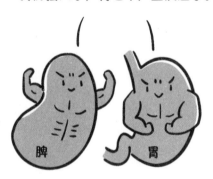

脾胃强大了，咱们也就出生不了了。

所以，咱们就彻底消失了啊。

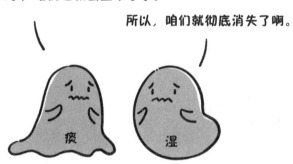

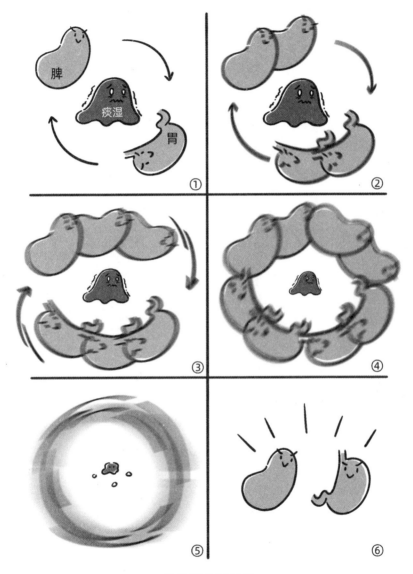

**痰湿消失示意图**

如果患者热证很明显，脸通红，化脓很厉害，就需要稍加点清热解毒的药，这个比例就因人而异——有些人需要偏重健脾胃，有些人需要偏重清热解毒，有些人需要偏重化痰。每个人侧重点不一样，什么时候该用，什么地方少用，什么地方多用，都要由医生来判断。

## 还是说了等于没说

我只是告诉大家，痘痘此起彼伏，最重要的就是做到忌口，病从口入。这个忌口不是指不吃什么东西，也不是指要吃什么药，就是粗茶淡饭，在家里做饭吃，养一养脾胃。

年轻人比较容易生痤疮，中老年人生痤疮的比较少，大概就是因为中老年人饮食相对比较讲究比较精致，照顾自己的肠胃，难消化的都不吃了，不像年轻人什么都吃。

## 最后再补充一条个人经验供同行参考

在临床中，有些女士并不是找我来治疗痤疮的——她们来找我治疗妇科炎症，比如盆腔炎、阴道炎、宫颈炎之类的疾病。

我在治疗过程中发现，她们的妇科炎症好了后，脸上也变光滑了。

我并不知道这些疾病和痤疮之间有什么相关性，但我就一直这么留意着——有些患者以盆腔有炎症的主诉来找我，我就会留意她们有没有长痤疮。然后，我发现这两个病症之间确实有很大的关联性。后来，遇到有痤疮的患者，我加上了一些常用的治疗妇科炎症的药物，这个痤疮就慢慢消失了。然后这就变成我治疗痤疮的常规手段。痤疮治好以后肯定是要调补气血的，还要健脾，还要补肾，还要忌口。把这几点做好，这个痤疮就没那么容易复发了。

当然，对于这个问题，我后来又进行了学习，并在实践中总结，你可以通过《胃阴真的超重要的》和《吃了养胃阴的药后，反而变瘦了》的文章就会知道子宫、血海与冲脉以及胃经的关系，就可以明白了痤疮与妇科炎症确实有关联。

# 虚不受补①的三种原因：补路不通、不胜药力和补错方向

　　虚不受补一个很重要的特征是很多人觉得自己吃什么东西都上火，究竟是什么原因导致的呢？他们吃东西容易上火，可他们吃清热泄火药的时候，上火症状缓解了，但又可能引起腹痛、腹泻、腹胀、没胃口、打嗝嗳气、泛酸、呕白沫、小便清长、起夜或者腰酸腰痛等症状。

　　这时候就会有医生说这种上火是上热下寒，有些医生则认为是阴虚火旺。那么这到底是什么样的症状呢？

　　我大概有七八年时间也是饱受这种困扰。要么皮肤冒痘，要么口腔溃疡；常年口臭；经常没胃口，总感觉肚子很饱，不想吃饭，一看到油腻的就犯恶心；要么纯粹的便秘，要么虽然便秘但大便冲不干净，粘在马桶上，用的纸巾很多，总觉得擦不干净；睡觉睡不着；耳朵嗡嗡响；头皮油，脸上油，眼屎多，耳朵一掏也油，背上长痘。这些症状很多人都有，就说自己是上火，阴虚火旺，湿热，大家只看到这个湿和热。

　　只要有这种认识，很多人采取的措施就是清热祛湿。可是一旦清热就觉得脾胃不舒服，胃疼、胃胀、没胃口，就觉得凉到了——嘴巴没味道，口水分泌很多。这又让有些人觉得是脾胃虚弱，就开始用党参、黄芪、枸杞、当归进补，甚至用阿胶、大枣等补药去补，补的时候就会睡不着了，口腔溃疡或嘴角糜烂各种上火症状就出现了。上火是一个统

---

① 本文于 2016 年 10 月 31 日在"中医范怨武"微信公众号发表。

称，有些症状我就不讲了，统一来讲，上火就是整体机能兴奋的状态。

对于这种现象，有些人认为是一个人虚了，但是经不住补，于是就下了一个定义叫虚不受补。

从逻辑讲，虚就应该补，这是正确的，怎么叫虚不受补呢？

这个名字本身就是有争议的，经不起推敲的。

可是为什么会出现上火症状呢？他明明是出现肠胃虚弱，消化无力，吃饭只吃一点点就胀，整体精神状态是虚弱的，没什么力气，这都是虚的症状，可为什么用补药的时候不行呢？明明有虚弱的症状，吃这些应该补的药却没有效果，反而有不好的影响，所以人们在搞清楚病因也治疗不好这种症状的时候，就取名叫虚不受补。

这就是我要纠正大家的一个观念，这确实是虚，确实是应该补，这是一个直线的关系，为什么达不到目标呢？问题出现在哪里呢？肯定是道路的问题，前面达不到目标，反弹回来了。如果补药是箭，体虚是靶子，箭射靶子应该是一箭中的，射不中一定是中间有阻碍了，这个阻碍的东西常见是痰湿或瘀血。当然还有其他原因，具体如下。

## 第一个原因：补路不通

痰湿、瘀血等挡住了药的通路，成分补不到身体虚的部位。

这个痰不是咳出来的痰，是我们肉眼看不到的成分，是身体无法利用的东西，即一些垃圾物质。

痰和湿都有个特性，容易和热结合到一起，然后是流动性差，停久了就沤，沤久了会发热，就像垃圾桶里的烂菜一样沤久了发热，痰湿同时还能储存热。

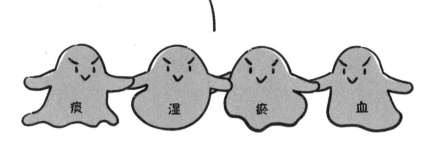

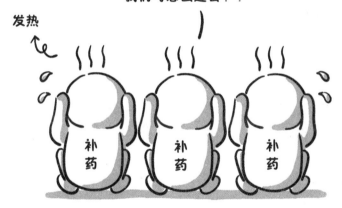

痰究竟储存了哪些种类的热呢？我来分析一下。

首先是吃了高热量的牛羊肉类、煎炸类、烘烤类、辛辣等食物，食物的热被痰湿储存了，不能被身体吸收，被痰湿挡住了。

其次就是吃补的药物——人参、黄芪、枸杞、当归、大枣、阿胶等药物。你们发现没有，身体明明是虚弱的，可是这些东西吃进去就上火。其实是中间被痰湿挡住了，痰湿储存了这些药物的热性，结果人的身体不能吸收，然后火往外发。

最后是环境的热。夏天中暑就是痰湿储存了空气里的热量。坐公交很闷是身体里面的热量也被痰湿储存了，这时候出现的典型症状就是胸闷、恶心和心慌。

食温、药温和气温这三种温被痰湿储存而散发不出去的时候，就会出现发痧、胸闷、恶心和呕吐。这就是虚不受补的第一个原因，痰湿就像壳一样包在身体上，所有热量被痰湿挡住再反弹出去，就出现了上火症状。痰湿挡住了补的道路，就是补路不通。

## 第二种原因：脏腑虚弱不胜药力

脏腑虚弱的时候也能补，但是剂量不能过大，要小剂量来补，因为脏腑很虚弱，承受不了那么重的药力。这个前提是去掉痰湿的情况下才能补。比如每餐吃饭只能消化一两饭，可是我们给药是二两，就会造成一整碗药水喝下去胃很胀，消化不了，这个药怎么能吸收进去？肯定是排掉。这种虚不受补是脏腑薄弱，不是不受补，是药物的量太强，脏腑承受不起那么重的担子。这就如同轻舟速行，船的载货量是有限的，小船可能只能装两担谷子，你给它装十担，整个船就被压下去走不动了，减轻了就能很快运行，装太多的货物就把船压下去沉到江底了。我常举例的是篝火，篝火快熄灭的时候，我们拿一捆柴扔上去，会把火种压灭，可是一根根地放，就能越烧越旺，这是不是一个道理呢？脾胃虚弱的时候承受能力小，补药一定要小剂量，一点点激发它。脏腑虚弱的时候是不胜药力的，但不是虚不受补，只是剂量过大的原因。

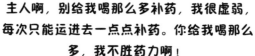

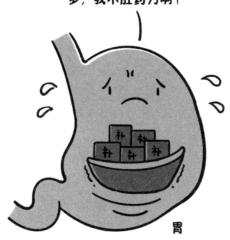

主人啊，别给我喝那么多补药，我很虚弱，每次只能运进去一点点补药。你给我喝那么多，我不胜药力啊！

胃

## 第三种原因：补错了

补错了一大半原因出现在患者自己身上，少部分是医生的原因。比如肾阴虚的患者，很多人会在网上查询肾阴虚怎么补，网上说吃六味地黄丸，这些人就每天吃。肾阳虚的人去查肾虚怎么补，他还是只看到六味地黄丸，他也去吃的话就会越吃越虚，就可能会出现阳痿、夜尿频多的症状。

一个男人因为肾阳虚引起了阳痿，别人说是肾虚，他听说六味地黄丸补肾就去买了吃，他吃这个补肾阴虚的药是不是会越来越阳虚？有些人肾阴虚，他却买了金匮肾气丸，越吃火越旺。这就是阴阳错补，补错了，是因为很多患者没有咨询医生，就自作主张进行药补。

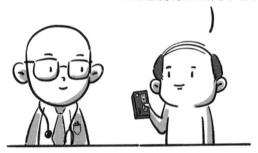

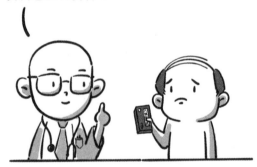

关于进补，江南那边的人应该清楚，江南的人冬天进补的膏方，即中药膏舀一勺冲水喝的那种，吃之前要吃开路方，开路方就是用来清痰湿和瘀血。

治病是医生和患者相互合作才能完成的一个过程，患者充分了解医生的意图才能很好地把医嘱贯彻执行下去，只有这样正确的治疗思路才能见到成果。

所以，站在我的角度，我希望找我治疗的患者不要盲目来，先看看我的思路，然后知道我是怎么治病的，看这个思路适不适合你，接不接受，你再来。我治病是讲步骤的，一个问题一个层次来解决，不是你有什么病就来解决什么毛病。我治病治的是面，不是一个点，是立体的。比如你牙疼，我可能给你治胃，胃火好了牙疼就好了。你了解了后，治疗中产生一些排病反应的时候也不会慌张。

# 你知道积食，可你知道积饮吗

都说积食，可是很多人不知道积饮。

水喝多了，茶喝多了，会病的。离开三因谈保养，我觉得都不行。哪三因？

因人，因时，因地，三因制宜。

你吃饭，喝水，不因人而异行吗？

有人吃米饭都可能会出问题，你信不信呢？严重的糖尿病患者吃米饭就会出问题。

所以，你要吃什么东西，不因人而异，行吗？

我听有的家长说，有些幼儿园要举行喝水比赛，还听有的家长说，追着小孩喂水，还有的家长说，他自己每天要喝八杯水。

我上中学的时候，也曾经上过这种当。因为有一段时间，我也迷上"水是最好的药"的观点，每天把自己灌得圆滚滚，走几步肚子里的水就晃荡。

很多人做人做事挺极端，有时我也是。就喝水这事，我就犯过这种错误——别人说什么，我就信什么，而且，做得很极端。因为自己不动脑子啊。

后来，我上了大学，慢慢地就会独立思考了。

其实，不管吃什么喝什么，都得讲究一个流动性的平衡，你进来多少，你得出去多少。

可是有时候，进来可以控制，出去就不好控制了。也就是说，排出去多少，可不是我们想排多少就能排多少的。要不然，为什么有人会便秘？有人会尿不出？有人会不出汗？有人会闭经？

所以，一定要因人而异地去做所有的保健行为。没有放之四海而皆准的法则，因为每个人都是不同的个体，一定具有差异性。

就喝水这件事来说。儿童的肾脏，比你成年人的小多少？功能有成年人的几分之几？

在这里，我先讲一个概念——水中毒，查阅了下相关文献资料，具体如下：

"水中毒"的发生是由于人体肾脏的持续最大利尿速度是每分钟16毫升，一旦摄取水分的速度超过了这个标准，过剩的水分会使细胞膨胀，引起脱水低钠症，一般会导致头晕眼花、呕吐、虚弱无力、心跳加快等症状，严重的会出现痉挛、昏迷，甚至危及生命。

摄取水分的速度超标了，严重的会危及生命。

"水中毒"的临床表现：

由于脑细胞水肿，颅内压增高，可出现视力模糊、疲乏、淡漠，对周围环境无兴趣，头痛、恶心、呕吐、嗜睡，抽搐和昏迷，此外还有呼吸、心跳减慢、视神经乳头水肿，乃至惊厥、脑疝等表现。由于水潴留，体重增加，细胞外液容量增加可出现水肿，可有唾液及泪液分泌增加。初期尿量增多，以后尿少甚至尿闭。重者可出现肺水肿。

"水中毒"可分为急性和慢性水中毒。

1. 急性水中毒

发病急，由于细胞内外液量增多，颅腔和椎管无弹性，脑细胞水肿造成颅内压增高的表现，如头痛，失语，精神错乱，定向力失常，嗜睡，躁动，谵妄，甚至昏迷，进一步发展，患者有发生脑疝的可能，以致呼吸和心搏骤停。

2. 慢性水中毒

症状一般不明显，往往被原发疾病的症状所掩盖，可有软弱无力，恶心呕吐，嗜睡，体重增加，皮肤苍白而湿润等表现。

水分摄入过多无法代谢出去影响健康的问题，在中医看来，叫水饮内停。

水饮内停证指人体水液运行输布失常，水停为饮，水饮聚积于机体胸腹、胃肠或四肢等不同部位所表现出来的证候。

水饮停在哪儿，哪儿就有问题。

停在肺，就咳嗽——我用小青龙汤（请在医生指导下使用本篇文章涉及的药物和药方）；停在胃，就干呕——我用胃苓汤；停在肠，就腹泻——我用五苓散；停在心，就心悸——我用苓桂术甘汤；停在肾，就水肿——我用越婢汤；停在脑，就眩晕——我用泽泻汤……

我用这些方子，都是加速多余水分排出人体，从而达到水的代谢平衡，来恢复健康。

所以，一定记住，千万不要一有人生病，你就让他多喝水，因为有些人根本不适合多喝水，一喝多水就病。

假如你是一个阳虚体质的人，平时喝进去的水都化不了，生病时，更化不了，一喝多，就是水饮病了。

你可以用积食的思路来理解这个问题，我称之为——积饮。

你看《伤寒论》和《伤寒明理论》怎么说：

病患虽渴，欲得饮水，又不可多与之，若饮水过多，热少不能消，故复为停饮诸疾。

也就是说，有的患者喝水，也要小心。患者说渴，你还不能给他喝多，怕多了代谢不出去，成了水饮诸疾。

> 凡得时气病，至五六日，而渴欲饮水，饮不能多，勿多与也，何者？以腹中热尚少，不能消之，使更与人作病也。

凡是外感病（感冒、发烧、传染病等），五六天了，患者说口渴了，想喝水了，还是不敢多给，为什么？因为你的能量在体表对抗病邪，五脏的能量不足的，水喝进去了，没有能量去代谢这些水，这个水反而是成了让人生其他病的病因了。

> 若大渴欲饮水，犹当根据证与之，与之常令不足，勿极意也，言能饮一斗与五升。

如果真的大渴，不喝不行了，也一定要根据症状来给患者喝水，反正不要给他喝够，就是吊着胃口，他说要喝一升，你就给五斗，就是减半给。

> 若饮而腹满，小便不利，若喘若哕，不可与之也。

要是喝了胃胀，尿少，这就可能成水饮病了，要么会咳喘，要么会干呕，这种情况，一定要控制进水量了。

> 凡得病反能饮水，此为欲愈之病。其不晓病者，但闻病饮水自瘥，小渴者乃强与饮之，因成大祸，不可复救！

不管得的什么病，总之，有些人是能喝水好的，而且，是真喝水好了。有些人半桶水的医学知识，听了别人喝水能好，以为所有病都能喝水痊愈。家里有人生病了，有一点点口渴，他就逼着喝一桶水，最后酿成大祸都不知道，到时，想救都救不了了。

> 然则悸动也，支结也，喘咳噎哕，干呕肿满，下利小便不利，数者皆是饮水过伤，而诊病之工，当须识此，勿令误也！

上面这段讲的是喝水喝伤的之后的症状。

> 饮水多，必心下悸，是停饮而悸者也。

喝水多了，胃晃荡了，久而久之，容易心慌、早搏、胆小怕事，这就是停饮。

# 胃就是这样被弄坏的

胃胀这个症状和中医的一个病名很切合，那个病名叫作"痞满"。

一讲到胃胀的时候，很多人只关注到胃胀，肚子胀了一天，脑子里只有胃在胀。这些人有没有去关注到围绕这个胃胀还有其他伴随的症状呢？

比如，胃胀的时候嘴巴很淡，口水分泌很多，晚上睡觉流口水，早上起来眼泡是不是很肿，这都是一个伴随症状。胃胀的时候有没有感觉当天精神很差，很疲劳，有气无力，这也是一个伴随症状。那么，除了神疲乏力之外，再留意一下是不是有点头晕，蹲下起身猛了也头晕。再仔细体会，看还有什么样的伴随症状？胃胀的时候也有手脚发凉，不暖和，这也是一个伴随症状。

再想一想，为什么会胃胀呢？胃胀是一个终极的症状还是一个初始的症状呢？是不是在胃胀之前就有一些不舒服没有留意到呢？比如一开始就觉得嘴巴有点淡，可能胃胀之前就出现了，慢慢就发现胃胀了，饱胀感非常重，吃一点点就饱，吃完没一会又饿，再吃还是饱，喝水都饱。

既然胃胀不是初始症状，也不是最终症状，那么这个过程中还会出现什么症状？——呃逆，膈肌痉挛也有可能是胃胀发展下去的一个症状。还有泛酸水，吐酸水。再接下去可能会有烧心感，胃烧得慌。呃逆的症状再严重下去就是吃点饭会把饭吐出来。胃酸，烧心感特别强的时候再发展下去就是胃痛了，吃一点下去就胃痛了。整个过程都不是独立的，中医看病不是看一个独立的症状，也不用一个静态的画面来看病，病都是动态的，有开始、有发展还有终结。

总之，围绕这个胃胀我们可以看到很多病症，口淡，唾液分泌旺盛，眼泡发肿，神疲乏力，头晕，手脚冰凉，腹泻，不怎么吃东西身体却非常胖。围绕这个胃胀观察，你会发现它不是独立的症状，发现它和很多症状相关联。

我们回想一下胃胀是怎么发生的，是什么机理造成它这样子？大家有没有仔细感受过自己身体的不舒服和异常？不要把生活过得太麻木，要用心感受自己的身体，听身体的呼唤，身体任何一个微小的症状可能都在提示你，你哪个地方做错了。

我们来分析一下胃胀产生的原因是什么。

首先从饮食上考虑。

先从饮说。很多人经常喝冰凉的啤酒，冰箱里拿出的冷水，各种茶水，过量的白开水——当你经常喝冷的或过量的水的时候，当这么大量的液体进入胃里，胃吸收不了，胃黏膜的一些血管受到刺激会收缩，不利于身体的吸收，也可能水饮进入身体引起一系列血管的痉挛收缩，不利于液体排出。也就是说，大量的水进去引起的胃胀，抑制了胃肠机能，它不蠕动了，罢工了。你想想一家工厂罢工了，你给它再多的订单，它也不做了，订单放在那里交不了货。这是从饮上造成的胃的损伤，就像某天中午，我喝了四五杯生普洱茶，喝的时候不觉得有什么，喝完就嘴巴淡，口水不停分泌，胃胀，没有饥饿感，胃肠机能被抑制，给大脑一种不要进食东西的信号，可见身体是很智能的。

食物也会造成胃胀。比如吃了水果、生鱼片、凉拌菜、寿司等大量生冷的食物，结果超过胃肠消化的能力，抑制了胃肠功能，不但降低它的工作效率，还加重了它的负担，它不罢工才怪。还有就是过量饮食引起的——吃大鱼大肉，往肚子里塞非常多的东西。胃肠已经满了，这个时候它肯定是给大脑不进食的信息——工作不了了，要撑爆了。

外面气候的变化也会影响胃肠道。淋雨了，或者光脚在寒地上走，或者为了好看穿露脐装，穿小短裙，导致体表毛细血管收缩，像多米诺骨牌的效应一样，给大脑的反应是全身的血管收缩防止热量散失，这时候胃肠道的血管也收缩，甚至胃肠痉挛，不蠕动，这也是造成胃胀的原因。

另外，情绪不佳也会导致胃胀。比如今天和婆婆吵架了，很生气，没有胃口吃饭。还有一些人长期处于受压抑的工作状态，不满意上司，不满意同事，长期处于这种情绪很压抑的环境，这种压抑也叫抑制——这种抑制不光是情绪受到抑制了，包括胃肠道、心脏，全身所有的机能都可能会受到抑制。或者是一些突然的情绪起伏也会导致胃出现问题，突然被吓到或突然暴怒也可能没有胃口，太开心忘记了吃饭的情况也有。

综合起来就是饮食、气候、温度、情绪等都可能导致胃胀。围绕胃胀这个中心点，我们能看到它伴随的症状非常多。所以我们看问题不要只看一个点，要看一个面。

人有两张皮，一张是外面的皮肤，一张是消化道的内膜内壁，当然它的专业术语叫黏膜，我看也是一张"皮"，外面的皮和里面的皮是相通的。里面这张皮负责吸收（气管、胆管、阴道、尿道、肠道末端是排为主），外面的皮负责排泄防御。

我们吃东西，通过里面的皮进去一部分，通过外面的皮出来一部分，所以胃肠道吸收很重要，外面的皮的出汗也很重要，它是一种平衡，你不能打断它。汗出少了不行，多了也不行。胃肠道进食多了不行，少了也不行，它们始终要维持着一种平衡。

如果你的胃肠道机能下降，外面那张皮它还工作吗？外面的皮是抵御外邪进攻的，以起到防御作用。你想想是不是胃不好的时候也容易感胃，这两张皮是相辅相成的，里面皮不好，外面那张皮也别想好。外面那张皮受到风寒侵袭，里面的皮也可能就不工作了。

围绕胃胀的问题具体要怎么处理，你把刚才讲的导致胃胀的原因解除，胃胀自然就缓解了。实在没有改善，那就找适合你的大夫，开点药，辅助一下，最后，还是得自己改变生活习惯。

胃胀了不要总想着吃什么解决它，而要多想着不吃什么解决它。一天内只要维持你最低限量的能量摄入，你就不要再进食其他东西，让胃休息两天。所以在讲胃胀的时候我没有说用任何一个药来解决这个症状，有时候这个病根本不需要吃药。

听上去，好像这不能吃那不能吃，究竟什么东西能吃呢？

那么我就这样说吧，忌口不是禁，忌口只能是大众化的东西，不是一个标准，不是禁止吃，所谓忌口，是有节制地吃。

什么能吃什么不能吃，其实我给不了答案。谁能给答案？身体能给答案。哪个东西吃了舒服，哪个东西就是能吃的；哪个东西吃了不舒服，哪个东西就是不能吃的。

# 不吃药，也有消食的好办法

我在 2017 年 2 月的时候得过一次感冒，当时我暗下决心，以后要好好锻炼身体。

力气不够的话，是做不了针灸手法的！

行针，确实是耗气的——聚精会神耗气。

这次感冒的前一个月，我每天都扎针行手法，感觉自己很厉害。其实，这是在透支自己的精力。

得自己气养足了，才能分给别人一点！

八段锦、易筋经、少林内功，这都是大一时老师教的，后面我还自学了少林的内功一指禅，都是很锻炼筋骨的，大家可以自己去买一本大学的体育教材来学一学。

最近只上半天班，午觉后，精神尚可，给大家分享下食积的问题，很多人听到食积就会想到保和丸，还有揉腹，按中脘、天枢等。

我给大家推荐一个穴位——然谷。就是这个穴位有能让过饱的人马上饿下来的作用。

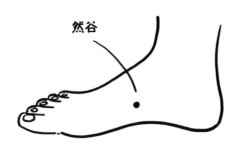

然谷

《中国针灸学》：在足内踝前下方，足舟骨粗隆下缘凹陷中。

《快速取穴彩色图解》：侧坐或仰卧位，先找到内踝前下方较明显之骨性标志——舟骨，舟骨粗隆前下方可触及一凹陷，按压有酸胀感处即为此穴。

《针灸大成》：《铜人》灸三壮，针三分，留五呼，不宜见血，令人立饥欲食。刺足下布络，中脉，血不出为肿。

然，然骨，今称舟骨；谷，山谷空洞，合起来的意思，就是舟骨下的凹陷吧！

但有朋友跟我讲，然谷然谷，燃烧五谷，可不就是有消食的作用？一开始，我觉得这样解释，有点牵强，但后面再看这个穴位——然谷穴，足少阴肾经上的第二个穴位，阴经的荥穴，五行属火。扎这里，命火出来了，生脾土，不就是加速了脾的运化了吗？

下面是张济民先生发表在《南方医话》里的文章，这么多年来，这篇文章在我脑海一直挥之不去。就是怕有一天晚上出去应酬，吃多了，翻来覆去睡不着时，没有办法了，能给自己扎上那么一针。

## 针然谷出血，人即感饥

### 张济民

20年前，余曾治痹证患者张某，年五十岁，因患双足内、外踝肿痛，行动困难，邀余往其家诊治。当时病者正在午饭，饭后约15分钟，针足部各穴，如解溪、昆仑、行间等，最后再针然谷穴，出针后针口渗血一滴。当晚检阅针灸医书，查阅然谷穴的作用。有记述针然谷穴出血，能使人立饥的记载。翌日复诊时，询患者昨日针后有何感觉？答曰：足痛减轻，奇怪的是你针前我刚吃过午饭，针后即觉饥饿异常，后需再煮面食充饥。此例给本人留下难忘的印象。

　　以后本人在闽南沼安任教针灸时，适逢立夏节，有医生张德坤邀请本人及亲友晚餐，进以佳肴，最后炒面，张医生因多食而过饱，一时腹部胀满难受。问何法可解？有言"即洗冷水浴"。因气候尚冷，未敢尝试。有说以手指探吐者。此时本人回忆曾治张姓痹证时针然谷自行出血，立即令人肚饥之例，姑试针之，张即应允，余即拔针刺其然谷穴（左右），以捻转刺激手法（泻法），并有意不让此穴出血，视其效果是否相同，针毕约20分钟顿觉腹饿难受，急欲进食，在座亲友均为之笑然。以后曾刺多例，屡试屡验，录之存查。

　　后来，我妻子有一晚吃多了，我想给她扎然谷穴，又一想，旁边就是公孙穴，络胃，可以降胃，不如试试公孙穴，针下一分钟，胃即感觉排空，胃胀就缓解了。

第

四

章

心

# 担心熬夜产生心脏问题？中医有办法的

某天一个微信公众号上的粉丝留言问我："范医生，小孩今年高二，最近老是出现呼吸急促和心脏疼痛的症状。看了几次西医，拍片和验血都没什么问题，但孩子说还是会这样，咋办？孩子经常熬夜学习，好折磨人！"

正好我当时看了一例类似情况的患者——半个月前，一位老同学说从老家过来找我看病。他说自己心脏憋闷不舒服。但是，他去医院做了心电图之类的检查，医生又说没有什么问题。随后，他又去老家比较出名的老中医那看病，但是，老中医把脉之后也说没什么问题。他还是不放心，问好我上班时间，就从老家出来找我看病。

我看病有很多切入点，尤其习惯用"社会工程学"。

社会工程学是知名网络黑客米特尼克悔过后在《欺骗的艺术》中提出的，即通过对受害人心理状态缺点、下意识、求知欲、信赖和贪欲等心理状态的掌握，开展蒙骗、损害等诸如此类的伤害方式。

社会工程原本是个贬义词，就是套出别人的隐藏信息，从事违法的活动。

但是我们医生，为了看好病，也会从各个角度去获取信息。移植到医生这里，这就是察言观色或有目的地问话。

工作是很容易透露信息的，比如我这个同学。

第一点，他在基层当公务员，前阵子负责扶贫攻坚的工作，现在又负责乡村振兴的工作，工作强度很大，经常休息不好。

他心脏肯定是累的，会缺血缺氧。

第二点，他三十七岁，中年人，体格偏胖，符合肥人多痰湿，代谢慢，而且因为工作的原因，饮食上肯定存在没有节制的地方，这个易产生痰湿。

基于前面两点。我是不是可以推出很多问题——睡不好，皮肤油，汗臭等。再结合他的主诉胸闷什么的，我马上可以推断出他咽喉总是有点黏黏的感觉。

第三点，把了一下脉，还真是滑脉。跟推理一结合，八九不离十了，病机就是痰阻心脉。

是不是一下子方子就出来了？

可以用温胆汤（请在医生指导下使用本篇文章涉及的药物和药方）治疗——此方治心胸胃之痰。

可是他的工作很忙很累啊，需要用当归黄芪补补气血。

刘仕昌先生说，在岭南，很多人有一个非常重要的病机，就是气阴两亏，所以需要再加生脉饮，气阴两补。

他在老家工作，经常和一些同学出来吃宵夜，这我是清楚的。我在老家时也这样，经常晚上出去吃个炒河粉之类的，有时还点几瓶啤酒，来一盘鸭下巴之类的。这就需要再加三仙消消食。

所以需要给他开的方子是温胆汤加生脉饮加当归补血汤，合称芪脉温胆汤。这可以治疗虚实相兼的绝大部分的心脏问题。

我同学服用了我开的药以后，效果明显，一个月胸闷就解除了。

有时候治病没有那么复杂，就是只要一直保持中医思维就可以了。心脉出问题的时候，还不严重，这是微时，我们中医见微要知著，如果任其发展下去，很可能就发展成冠状动脉粥样硬化之类的疾病。

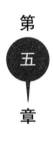

第五章

肺

# 患者一说话就咳嗽了四年，服中药终于治好

2017年5月15日的时候，患者程某初诊，男，三十四岁，职业是物理教师。

程某找我看病——咳嗽。

我问："咳了多久？"

程某答："从2013年开始到现在，满打满算四年。"

先不管其他，来了先让他诉苦。

程某："医生啊，我这个咳嗽，真的很惨。"

我："有多惨啊？"

程某："深圳看遍医生了——咳咳——还是不好——咳咳——你想啊——咳咳——我一个物理老师——咳咳——在课堂上——咳咳——不能说话——咳咳——一说就咳——咳咳——一说就咳——咳咳——这课我还怎么上啊？——咳咳——学校都把我往后勤安排工作了——咳咳——难道我的职业生涯就此断了？"

他看起来确实有点令人同情。

咳嗽，病位在肺。咳嗽时，喉咙还痒——风邪。有痰，咳不出来——痰邪。

我一看他，体胖，肤色不算白，稍带灰——肥人多痰。

我看了下他的舌头，舌淡胖嫩，齿印深，舌表面水滑（饮），舌底瘀血不甚重。舌象总体是一个脾虚挟湿之象。

我把了下脉，皮肤冰凉，还湿漉漉的（汗是冷的），浮取不得，

用力按下去，脉还挺沉的，力道不是很足，跳得也不快，这是一个阳虚象。

然后我就问，大便成形吗？他告诉我，不成形，有时一天不止一次。这是脾阳不足。

从他的舌和脉、体型和气色上看，都是一个肺脾肾阳气不足之象，挟有风，还有痰。

我把药方开出来了：党参、茯苓、白术、炙甘草、法半夏、陈皮、黄芪、防风、干姜、五味子、蜂房、炒苦杏仁（请在医生指导下使用本篇文章涉及的药物和药方）。

五剂，水煎服。

药方中含有六君子汤，它针对脾与痰湿的病机，玉屏风散是针对肺与风的，干姜、五味子是针对痰饮的，炒苦杏仁是用来宣肺的，蜂房有温阳补肾之作用，同时还有止咳的作用。


2017 年 5 月 20 日，二诊。

患者反馈咳嗽明显好转。既然有效，守方再服，五剂，每日一剂，水煎服，早晚分服。

五剂，水煎服。

再加西洋参 60 克，蛤蚧 2 对，打粉冲服。


2017 年 5 月 26 日，三诊。

患者反馈说服药粉后，咳嗽加重。这可真是糟了。我有点贪功，想让他快点好，但是没想过他咳了四年后，脏腑太弱了，一下子补这么多，是补不进去的，机体虚不受补。况且西洋参多少还是稍嫌凉，现在也可能不合时宜，用之过早。

我想大体思路是不会错的。于是继续守先方，但是不吃药粉。再加巴戟天、麻黄与细辛三味药加强温肾蠲饮的效果。

2017 年 6 月 3 日，四诊。

上方五剂服完后，四年之咳完全停止了，患者竟然能与我流利地对话。

不过患者有个问题，就是颈侧的淋巴结有点肿痛。

我一看舌苔，非常白、厚了，这是有湿了，而且湿与药之热结合，化热了。

我稍加了两味药，宣肺即能化湿，用枇杷叶；淋巴肿嘛，用点射干就行了；另外再加枳壳，用以理气化痰。

2017 年 6 月 9 日，五诊。

患者基本上不怎么咳了，淋巴也不肿痛了。就是喉咙有痰，难以咳出。

我给患者把脉，还是沉，气托不出痰来，或者，痰的出路不够通畅。

于是，我在上次的方子上再加了苏梗、旋覆花、百部等能化咽部之痰的药。

2017 年 6 月 14 日，六诊。

患者基本不咳了，喉咙也没有什么痰了。

于是再守方五剂。我告诉患者，如果不咳了，就不用再来了。

后来，隔了一年再来看其他病时，患者说咳嗽好了。

# 常见肺炎的治疗，为何要把毛孔打开、让胃降

按理说，以前中医古籍里面是没有肺炎这个病名的。

当然了，事物是向前发展的，现在的中医儿科学里面有个肺炎喘嗽（又叫痰热喘嗽）的病名，临床上，主要的症状是发热（常见高热，亦有少部分体虚者低热）、咳嗽、痰鸣、气急、鼻扇，重者可见张口抬肩、摇身撷肚①、面色苍白及口唇青紫等。

一般情况下，这种患者的家属很少或几乎不可能第一时间想到找中医来治病。

甚至绝大多数人会反问，中医还可以治肺炎？

这些年在门诊，我零零散散地遇到了一些肺炎患者。

这些患者，基本上是经医院诊为肺炎后，已经开了药又坚持不入院，或者热退后咳喘，或者不发热不咳嗽，仅 X 线片显示为肺炎的患者。

其实肺炎的表现，都散见于感冒、咳嗽和喘证这三种中医病名之中。

我碰到过几种证型的肺炎，先讲一个比较常见的证型——寒包火型。

就是患者在得这种类型的肺炎之前就已经有一些内热的症状。主要是哪里热？

一是足阳明胃经的热。在肺炎发病之前的一段时间，患者吃过一些

---

① 摇身撷肚，形容有喘证者身体摆动，腹部呼吸起伏大的意思。

煎炸的、烧烤的或辛辣之类易上火的食物，或者吃过热性的炖品，如附子、肉桂等。患者过度进食这些食物导致阳明经有热。

患者可能大便有点干硬、干臭或不太通畅；热迫津出则患者也可能汗多——燥热不停地要出汗甚至大汗，人也入睡困难，胃络入脑，干扰神明；胃火上炎患者易出现牙龈肿痛、口腔溃疡或面发脓点痤疮等症状。

不管大人也好，小孩也好，它多有一个长期的内因存在——胃热。

二是肺经的热。在肺炎发作之前，肺经里也开始有点热了，肺开窍于鼻，表现为鼻屎很黏稠，或者很干燥，结的干鼻屎很多；要么皮肤很热，很痒；要么时不时吐一口绿痰，口气腥臭。

在以上内因存在的情况下，再遇到了外因催化，比如患者因为天气变冷着凉了，或者突然在一个极冷的环境待了一段时间，或者淋雨淋雪了，热开冷闭，因为身体感受到外面的寒邪，这个时候毛孔收缩闭塞了。身体里面这么多的热，没有地方走了，不能再通过毛孔散热了。那身体里面的热不就火势燎原了吗？身体里面热了，热腐成脓。

按理说，遇到风寒外感，应该是没有汗或少汗的，这个毛孔给闭了嘛！但是身体里面的热的力量非常强大，把毛孔撑开个小口，它还是能够出点汗的。但这个汗无论怎么出，患者的烧都退不了。

这时就要用麻黄了，把这个毛孔打开，撬开个大口子，热就能够泄洪一样往外排。当然了，我是抽象化地来讲这个机理。

这就是最常见的一个病机。

如果我们理解了这个病机，就能够理解为什么麻杏石甘汤能够治疗这类肺炎。

不管你是腺病毒还是麻疹病毒感染，抑或是其他的病毒感染，只要符合这个寒包火的病机，我们就能用这个方子。

由于这个热势非常的重，外寒虽然有，但是你查体的时候，可能已经看不到这个寒象，这个寒象被掩盖了。

再分析下这个内热的内因——患者平时的胃经早就有热了，这是饮食结构造成的，吃食物吃得胃里面上火了。

为什么胃里面吃上火了，肺里有热呢？

你要了解肺经的经络循行。讲到肺经的时候，有一句话——"还循胃口"。肺的经络是从胃的上口经过的，肺的经络是绕那个胃口，就在胃上绕过去了，所以胃经里的热直接传到肺经上去了，所以肺经也有热，说白了，就是胃气不降。

胃气要以降为顺，但是胃因为热而往上传，为什么又上传呢？火性炎上，这是自然现象。

胃降了，肺才能降，肺的本性也要肃降，但是你胃不降，肺就降不了，所以胃和肺都有热。

如果没有风寒闭毛窍的话，这个本身的内热，是可以通过毛孔散掉的，不会发病，但偏偏这时候受了寒邪，毛孔被堵住了，里面的热散不掉，不发烧才怪。

所以整个病机就是什么呢？就是风寒闭住了毛窍，肺与胃里面的热没办法往外透散，这时候一点火星子就着火了，肺炎了。

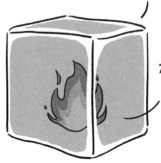

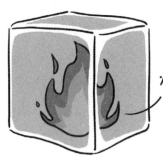

　　麻黄开窍，开毛孔，宣肺；炒苦杏仁也是恢复肺的宣发肃降，毕竟你的病位在肺嘛，用药要用到肺上；但是你的肺热是从胃里面来的，就得清胃经的热，这叫釜底抽薪，用石膏清阳明经的热，非常好用；甘草调和诸药；最后，就是解表清里，打扫得干干净净。

　　但是如果肺里面热很盛呢，用麻杏石甘汤可能不太够，我的经验里面最常用鱼腥草清肺中之热，它本身又是野菜，不伤人；热盛之后，会炼液成痰，肺里面肯定是有痰的，所以说清痰就用瓜蒌，全瓜蒌或瓜蒌皮都行；还有射干也能够利咽排痰。

　　这个组方下来就是麻黄、杏仁、石膏、甘草、鱼腥草、全瓜蒌、射干七味药（请在医生指导下使用本篇文章涉及的药物和药方）。

　　这是我常用的一个用来治肺炎或急性支气管的一个方子，至于药量，我就不写了，如果你是医生，自行把握；如果你是患者，一定要去找医生开药。

　　如果嫌煲药麻烦，有一个类似的中成药——小儿肺热咳喘颗粒。但是这个是小孩子的药，成年人要用怎么办？加量服，加个两三倍，三四倍，先把症状缓和下来。

　　烧退了，痰清了，再调理脾胃也不迟。

第
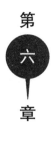
六
章

肝

# 儿童抽动障碍的问题，要考虑从肝脾肾入手治疗

我很想系统地说一说抽动障碍，可是感觉太庞杂了，篇幅超出了我的想象。

在这篇文章里，就只是单纯说说感受，想到哪就写到哪讲到哪，没有主线。

学龄儿童抽动障碍的患病率最高，常以频繁眨眼为首发症状，早期可自行缓解，抽动常因感染、精神紧张等因素加重或复发。

这一两年，我看了不少患有抽动障碍的儿童。

有的几岁，有的十几岁，以这个区间为主！还没看过二十岁以上的。

为了写这个文章，我专门看了两部跟这个病相关的电影。

第一部是美国的电影《叫我第一名》，第二部是印度的电影《嗝嗝老师》。

电影《叫我第一名》里的小孩得了抽动障碍后，家长不理解，老师不理解，同学不理解，以为他是一个恶作剧的坏孩子。这个孩子不停地发出小狗一样的怪叫声，还不停地抻脖子，大家还对他冷嘲热讽。还好，他的妈妈坚持带他去看医生，但医生也不能解决他的问题，他的妈妈只有自己跑去图书馆翻医书，才发现他这个病叫妥瑞氏综合征（抽动障碍）。随着时代发展，还成立了一个协会，把患这种病的人认定为是残疾人，立法规定不能歧视这种人。

那个年代，人们认为这是一个无药可医的疾病，可能现在也有一些

医生认为这是一种无药可医的病。患者饱受困扰，他们自己不自觉地发出怪声，这是一种发声型抽动障碍。

因为有抽动的怪行为，一开始所有的学校都不肯收他，最后证实他得的是一种病之后，他就得到了一个受教育的机会，顺利考上了大学。

但是他在找工作的时候也面临着非常多的困扰，找了几年才找到工作。其实他是用非常正能量的态度去对待这个病的，并没有被这个病打垮而影响生活，而且心理非常健康。

后来，大家都知道了这是一种病，不再歧视他，小男孩带病顺利完成学业，长大成人，最后当了一名优秀的教育工作者。

《嗝嗝老师》的重点不在讲抽动障碍，是在讲印度的教育平权。

这两部电影都是同一本书改编的，只是侧重点不同。

看完电影，我对这个病有了更深刻的感悟。

平时在门诊，我看到的只是患者的症状，并没有更深入地去思考他们会遭受到怎样的社会歧视。

如果没有人能理解他们，那这个病可能就会困扰他们一生。对这个病不了解的朋友，我推荐大家看看《叫我第一名》，这部电影基本上相当于一部抽动障碍患者的传记。

我在接触抽动障碍的时候，对这个病是没有直观印象的。

我最开始治疗的一个孩子，是她感冒之后就不停地揉眼睛和眨眼睛。

她去医院看，发现不是结膜炎，眼部没有感染，就是频繁眨眼，感冒发烧之后开始出现了这个症状。

这就是呼吸道感染引起的频繁眨眼了。

频繁眨眼是抽动障碍的首发症状，这个是大概率的事情，只要不停地眨眼睛，大家就要注意了。关于三仁汤（请在医生指导下使用本篇文章涉及的药物和药方）治疗频繁眨眼，我已经写成了文章。当我治这第一个患者时候，我的侧重点不是她的眨眼睛，而是她的湿热兼表证。

她是一个湿热型的表证患者，大便黏臭，反复流涕（有表证）。

她虽然主诉是眨眼睛，但是我脑子里反应的是表证，我就用三仁汤治她的表证。把表证治好之后，她这个眼睛眨眼的症状消失了。这是我治疗抽动障碍的开端。

这只是我治疗抽动障碍的一个开端。这也激发了我对这个疾病的探索。我去回忆这个病，我小时候有没有见过这样的孩子？然后我想到，我小时候遇过这样的邻居家的小孩，当年那个比我小四五岁的孩子，他也有这样的症状。有些小朋友会笑话这种频繁眨眼的孩子。叫他什么呢？叫摄目鬼，客家话不是这么发音，但是按普通话是这么写。

为什么叫"摄目"呢，"摄影"的"摄"，按一下快门，那个镜头就会有一个眨眼一样的"咔嚓"一下。

虽然是一个取笑的外号，但其实也并没有特别大的恶意。大多数人没有经常取笑他，家长也没有太在意这个，没有把它当成一个病。反正我们农村的孩子从小就疯玩，没有人太在意这个东西，没有去关注它或治疗它，以至于我们都不知道我弟弟小时候有过这种问题。

等过了二十多年，我回想起来了，我就问我弟弟，我说某某是不是小时候有这样的症状，现在还有没有？弟弟就说他现在都三十多岁了，已经没有这个症状了。然后我弟弟跟我说，他小时候也有这样的症状。那时候我竟然没有发现。

我弟弟说他很辛苦地克制这个动作，最后完全克制住了，就再也没有发生这种频繁眨眼的症状。

也就是说，这个轻型的抽动障碍，其实是有自愈的可能的。

如果没有对这个病进行过干预，不在意它，顺其自然发展，不要给孩子增加压力，他也可能自愈。

我提到了那个邻居家小孩（现在都三十多了），他的家人当时并不是很在意他这个事情，他这个病反而在长大后自愈了。

我想表达的是什么呢？就是说，幸好家长没有病急乱投医，没有给他用各种各样的治疗方法，这也不失为一件好事。

这个病我们还是需要去探讨一下，去寻找这个病的病因是什么。

就我治疗过的这些病例来看，其实是有几种原因导致的抽动障碍。我用过三仁汤这类治疗外感的治疗方法来治疗好过抽动障碍，那么我们也可以反推这个病因是不是外感呢？

还有一部分患者家长跟我讲过，孩子出生之后有窒息的这个病史。那么，这个生产的产伤①，是不是也是一个病因？

只有我们找到了病因之后，进行针对性的治疗，这个病才能缓解。抽动障碍的最主要表现就是动，这个动是什么呢？是风的相，就是肝风。

肝风在动，我们列举一下这个抽动障碍常见的表现。

1. 眨眼、吸鼻、清嗓、干咳。

2. 挤眉眨眼、张口噘嘴、摇头耸肩、伸头缩脑、肢体颤动。

3. 口努嘴张、挺胸鼓肚、四肢抽动。

发声型的抽动障碍，就是嘴里发怪叫或尖啸。

其实中医治任何一个病，首先是分型，分出来之后才能找出相对应的、比较贴切的治疗方案。

如果只是说一个病名，没有分证，就是所有的病都用同样的治疗方法，这在中医看来，其实是不科学（这个科学是分科之学的）。你没把证型分好，乱治一气的话，很可能就会适得其反。

我曾用六味地黄丸加减治疗过抽动障碍，六味地黄丸是针对身体虚、肝肾不足的，这个药物能缓解抽动障碍。可以推测这个病因有可能就是先天不足——肾亏。

---

① 生产娩出过程中窒息缺氧损伤，或挤压造成的机械性损伤。

　　除了前面说的外感之外，还有一部分患者是家庭的压力过大，导致情志失调，症状会加重，那这可不可以理解为压力大也是一种病因呢？

　　所以我们看抽动障碍病因的话，有外感；生产过程中的窒息；压力大等情志因素；先天不足肾亏……

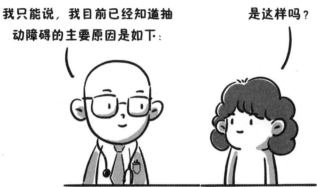

1、有外感，就是感受风、寒、暑、湿、燥、火等外邪而引起的疾病，这些疾病好了，但是留下了抽动障碍"后遗症"；

2、产伤；

3、肝郁生风：压力大等情志因素（家长打骂孩子，家庭氛围紧张，学习压力大）；

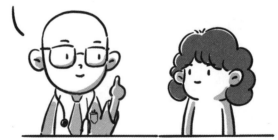

4. 血虚（阴虚）生风：学习用脑过度、熬夜；
5. 土虚木摇①：不合理的饮食是病因；
6. 先天不足肾亏。

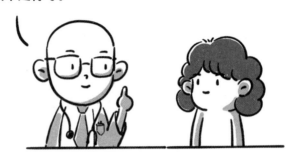

眨眼、吸鼻子、清嗓子或干咳等病症非常常见，这些病症，很多都是外感病造成的"后遗症"，这些病症不一定是抽动障碍，但是抽动障碍很多都是从这里发展起来的。

我曾经治过一个小女孩，大概是十五岁，已经患病多年，在北京治疗过。她经常发出怪叫声——喉咙痉挛发声，喉头发出怪叫。为了掩盖这个怪声，她就会拍桌子，不停地拍桌子。

她的脉是比较典型的一个弦脉。她学习非常用功，这个是最重要的（这个在急剧消耗脑力即肾气）。她基本上可以保持年级的第二名（好像基本上第一名）。她用成绩来表明自己是一个正常的孩子。然后老师会给她非常多的谅解，并且关注她，这样她就不会遭受到别的同学的异样眼光。

从我的角度看呢，孩子本身并没有完全正视这个问题，她用掩盖的方法，会有点适得其反。

肾水不足之后肝火就会旺，肝火一旺，就会生风。就像一锅水煮开了之后，水蒸气往水壶嘴盖冲的时候，那个水壶就会"咻"地发出声

---

① 土虚木摇，中医术语，脾胃虚弱，气血化生不足，不能滋养肝木，肝主筋，筋失润养，故见颤抖之症。

音，这就是风。

当人体处于紧张的状态，压力过大的时候，身体就产生了肝气，这个肝气是要往外释放的，有一些人就会喉头痉挛，发出这种怪叫声。

治疗这种类型的抽动障碍的根本的方法就是要定风，把这风定住了，也就是说要把这个肝风给镇下来，或者是吸下来，同时要滋肾水，涵养肝，只有足够的肾水去涵养肝，它就不会动风。

在上学的时候，得这种病的孩子很在意别人怎么看他（总是这样发出怪叫）。比如这位女生，要不伸手拍桌子，很容易被同学取笑排挤。

因为这个病已经涉及肾精的亏损，一旦她不动风了，她就不会发出这种怪叫，就不会用拍桌子等方法去掩盖自己尖叫的声音。

后来，我也治疗过一些说脏话的小男孩。

其中一个小男孩来找我治疗抽动障碍的时候，主诉是情绪紧张，在市儿童医院被诊断为家庭养育问题伴情绪问题，到了某医院的时候，他们诊断为轻度焦虑症。

他平时就是交往欠佳，刻板，固执，情绪紧张，上课注意力难以集中，易怒，冲动，并且敏感多疑。他经常会说脏话，就是秽语。另外，他精细活动欠佳，入睡困难，多梦易醒，胆小，平时喜欢啃咬指甲。因为经常有怪叫，所以声音嘶哑，胃口还可以，大便还算正常，但是我诊查后发现，他的脉很明显的是脉弦，舌淡红偏暗淡，苔是薄的。

首先，对于其他医院的诊断，即家庭养育问题伴情绪问题，我并不是完全赞同。

我觉得家长已经尽了非常大的努力了，可是孩子的问题还是没有解决。不能把所有的问题都归到家长身上，我见过很多这样的家长，我发现家长对于有这种问题的孩子都非常包容，非常宠爱，非常遵从医嘱。那是不是说明这个诊断方向是有误的呢？

在我看来，这个孩子的症状是一个七情郁结、心血不足、肾气亏虚的表现。

他缺乏注意力，因为一个人需要注意力集中的时候，是要消耗自己的心神的，消耗自己的脾气和肾气的，脾主意，肾主志。

人的意志力就是脾肾所主，他的脾肾功能是不足的。

他的脉象为脉弦，说明他还有肝气郁结的问题，所以我给他开的方子很简单，四逆散合归脾汤合六味地黄丸，只开了七天药，很快他的症状就开始缓解了。

吃了药之后，最快改善的症状就是入睡没那么困难了，梦开始少了，说脏话开始少了。把这个肝火放出来之后，他感觉自己的紧张情绪得到了缓解。

他吃药的这几天，又出现了一些打喷嚏和流鼻涕的感冒症状，我就把四逆散去掉了，加了菖蒲、郁金、栀子、淡豆豉和薄荷等药物，这些药物既有解表作用，又可以透郁热，再加了点石决明等镇肝风的药。但总体还是以补为主——归脾汤，六味地黄汤。在这个大原则基础上，经过三诊和四诊，他的症状越来越轻，上课也可以集中注意力了，说脏话的情况越来越少。

最后，我认为他这个病情比较稳定了，就给他一次开半个月的药量——他每半个月来一次，症状都得到了很明显的缓解。在最后一诊的时候，我跟他的家长讲，你这个孩子说脏话，你们想过他为什么说脏话吗？

他的家长说，孩子说他也不是故意说脏话的，他就是控制不了，就说了。

那我就问他，人在什么样的情况下会说脏话？有没有思考过一个人说脏话的底层逻辑呢？

人在愤怒的时候会说脏话，可是他在课堂上并没有处于一种愤怒的情景之中，他为什么说脏话呀？

　　这个脏话可能是从潜意识里面冲出来的，也就是说在潜意识深处，他还是有愤怒。说明他还是有情绪被压抑，还是有肝气郁结需要释放。要实现情绪管理，必须要拥有情绪管理的物质基础，这个物质基础是气血，是肾气和脾气。肝在郁在愤怒，方法之一就是疏肝，第二个就是柔肝，把他郁积的肝气柔没了，就把肝给涵养了。

　　一个人有涵养了，他就不会愤怒，这个涵养是什么来决定的，并不是说完全通过学习来得到这个涵养，涵养是水，水涵木。

　　也就是说，只有肾水充足了，气血充足了，这个人就有足够的涵养，有克制力，有消化情绪冲突的能力。

　　关于上述的分析，我并不是胡言乱语——这个案例支持我的观点，给他开的方子里，第一个是归脾汤，补脾，补气补血；第二个是六味地黄汤，补肾水；第三个是四逆散或者后来换成的郁金、菖蒲、栀子、淡豆豉、薄荷和石决明，这些都是带有疏肝、镇肝倾向的药物。

　　仅仅从这一个病例，其实就已经给我打开了非常大的思路了，治疗抽动障碍必须要从虚实两个大角度去思考。

　　因为情绪而患抽动障碍的，家庭陪伴是病因——家庭给他的压力过大，肝郁生风，如打骂孩子，责怪孩子，管孩子管得太过，当疏则疏。

　　不合理的饮食是病因。脾虚生风，饮食不注意，就会伤脾的，最后脾虚了又积攒了很多食积，食积化热化火化风，这个你就不能说是家庭陪伴的问题了。有这种问题的实证，则需要该化则化。

　　学习等消耗过大是重要因素。有的抽动障碍，确实是孩子消耗过大造成的，比如非常辛苦地学习，耗掉了大量的脑力和气血。这是虚证导致的肝旺，血虚生风，阴虚生风。这种情况的，则宜补必补。你不能把这个肝肾不足、脾肾不足怪到家长身上。这种情况，是因为他学习消耗掉了。

　　我之前治一个孩子，家长带他来看病的时候，他是拿着作业本来的。当时他的病情已经得到了缓解，但是还有上课注意力不能集中的问题——他永远不会正视你，也不是给你翻白眼，他就是斜看右上方。我给他看病的时候，他永远斜视右上方。

他上课永远是走神的，甚至会走上讲台，拿着粉笔乱画。大合唱的时候，别人在大合唱，他却在后排躺在地上乱滚。

这个孩子存在非常严重的亏虚，我给他补脾补肾，补了好久，慢慢地注意力才能集中，成绩才提升上去——学习是一个非常耗脑力的事情。

这个孩子严重到爸爸妈妈跟他讲什么，他完全听不进去，固执、刻板到难以形容的程度。

他后来一直在我这里治疗。他前几天来复诊的时候，也是拿着作业本的。他的字迹，从开始的时候工工整整到潦草，再慢慢恢复工整。也就是单从字迹上就能够看到他的注意力已经在变化。

前两个月，他吃药的效果非常好，注意力不集中的问题得到了很大的改善，能坐下来安安静静地做作业。后来家长大意了，某天让他做了四个小时的作业，本来平时他做两个小时就可以歇歇，结果他脑力一耗，肾气一耗，第二天他注意力又开始涣散，字迹又变得潦草。我意识到原来你要诊断患者的时候，细节的东西是方方面面的，哪里都能够佐证你的判断。只要你足够细心，连字迹都能成为你的佐证。

这个孩子确实是先天不足，学习跟不上是因为脑力跟不上。然后我就跟家长约好了，以后做作业，哪怕没做完，也不要逼迫他。

他每天能消耗的精力只能维持一个小时到两个小时，让他学习超过这个时间，就会透支他的肾气，他肾气一不足，肝风就会大。他这种情况需要长期滋补，没有别的办法。这个孩子的病，你就不能去怪家长了，因为是这个孩子先天不足。

当然了，你要从源头上说家长生了个先天不足的孩子，这样去怪家长，那是可以的，但是如果把问题归结于家长的教育方式，我觉得这对家长很不公平。

我并不是要为家长开脱，而是觉得不能把所有的问题都推到家长身上。

患这种疾病的孩子家长，已经很努力地去为孩子治病，在生活中配合以及奉献。别人泼一盆冷水说你这个家长不行，我觉得这会让家长有很大的挫败感。

分析抽动障碍，一定要从虚证与实证的角度去考虑。我以前写过一个案例，一个小女孩老是眨眼，还有绊脚，走两步，腿就要跳一下，再撇一下腿，像故意想要绊倒自己似的，她这就是外感引起的，同时她还有阴部摩擦的症状，这也是一个肝火的表现。我依然是用这种解表的方法，先把这个肝火、外感的热证治好之后，再去补脾补肾，从虚实两个方向结合去治这个病。最后那个小女孩的夹腿症状没了，绊脚、眨眼、清嗓子的症状也没有了，起码临床上是治愈了，她有两年没反复了。但是，但凡碰到先天不足的孩子，这个治起来非常的难，实证的抽动障碍好治，虚证的抽动障碍非常难治。

像这种肾虚型的孩子，她已经是无水之源，她的根底很浅，就是说她树根扎得很浅，树很容易摇，就容易化为肝风。

你要把根扎深了，树才不摇了。

这就需要树根扎得足够深。但是扎根扎得足够深的话，就需要长年累月的积累过程，甚至是涉及要改变她一生的作息和饮食习惯，这种情况下她是不能够过度使用脑力和体力的，连读书都不能过度，更何况其他呢？

老天就是这么不公平，不会给所有人相同的身体，不会给所有人相同的脑力和体力。

既然不公平，我们就关注自己的身体、爱惜自己的身体、节约地使用自己的身体。

所以面对抽动障碍，不能书本上怎么写，你就怎么用药。

它涉及的不仅仅是吃药的问题，涉及的还有你的学习、作息和饮食的问题，人际相处模式及情绪管理的问题。我仅是通过几个简单的病例来分享一些心得，但是你要我系统地去把这个病完全写出来，我看的病例不够多，无法写得足够全面。

当然了，如果不是特别严重的抽动障碍，不影响生活和学习工作的话，我觉得也不必太过在意，有一部分还是能自愈的。

我经常治疗的由外感引发的抽动障碍，用的比较多的是温胆汤和三仁汤。

有一些实证类型的抽动障碍能缓解得非常快；如果是虚证类型的抽动障碍需要用的滋补药就不仅是六味地黄汤和归脾汤等方子，它还涉及奇经八脉的损伤，需要用到补奇经八脉的药物。

只有患者的肾水和先天之气补足了，他的情绪管理能力、肢体的管理能力及对神经的控制能力等才能得到改善，抽动障碍才可能治愈。

# 小儿总频繁眨眼，可能和肝脾有关

2017年11月12日，来了一位小朋友，七岁左右。主诉是他一到秋天，就眨眼频繁，说是有这个症状三年了。

关于小孩子频繁地眨眼睛，我查询了一下，有的观点如下：

儿童频繁眨眼临床上称为异常瞬目综合征，过去往往以为是结膜炎所引起的，而单纯以点抗生素滴眼液处理为主，效果往往不好。近来随着它在儿童中的发病率越来越高，该病受到广泛的重视和研究，从而明确了发病的原因多与屈光不正、视疲劳、眼部慢性炎症刺激或异常抽动有关。

1. 最常见的病因是看电视、玩电脑或打游戏机的持续时间长，主诉主要是难以自控地频繁眨眼并伴不同程度的眼部异物感、红、痒或干涩等症状，部分患儿就诊前长期用滴眼液。

2. 眼表疾患，包括沙眼、慢性结膜炎、角膜炎和倒睫等常见眼疾。

3. 铅中毒或偏食患儿缺乏微量元素，如铅中毒可导致眨眼、嘴角抽动、性格烦躁或注意力不集中等症状。

4. 神经系统疾患，部分患儿由于面部及眼轮匝肌痉挛可出现眨眼伴面部不自主地抽动。需转神经内科治疗。

我看病，很少受其他人的观点影响，大多是自己先独立思考。

首先，他这个眨眼跟换季有关，可以排除以上述观点的前三条，甚至可以排除第四条。

接着，我再寻找其他证据——他眼不红，不流泪，也不说痒，但他有流鼻涕，疑有外感风寒；他有口臭，大便不畅，四五天排一次，极黏臭，根据此条可以断定他有湿热在中焦；他平素亦挑食；他舌淡红稍有腻苔，大小鱼际不甚红。

反复流涕打喷嚏被认为是过敏性鼻炎，对于过敏类的反应，我认为是内有风毒多，反复三年发作，久病常兼有正虚，算内风。

天变凉了，人易招风，他有鼻涕，多是吹到风了，有外风。总之，以内外风为主。

总结一下，肝开窍于目，脾胃主上下眼睑。总之他眨眼的问题跟肝脾有关。

治肝，治内外风——过敏煎（请在医生指导下使用本篇文章涉及的药物和药方）。

治脾胃，治湿热——三仁汤。

我开方如下：

银柴胡 10 克，乌梅 10 克，防风 10 克，五味子 6 克，炒苦杏仁 10 克，豆蔻 10 克，薏米 10 克，法半夏 10 克，厚朴 10 克，滑石 10 克，通草 6 克，淡竹叶 6 克，炒山楂 10 克，麦芽 15 克，神曲 10 克。

五剂，水煎服。

他用药一周后，即 11 月 19 日的时候来二诊。眨眼明显好转，仍流鼻涕，口仍臭，睡觉时流黏涎，本周仅排便一次。

我认为，方是对证的。

我微调处方，加强行气的药，开方如下：

银柴胡 10 克，胡黄连 6 克，乌梅 10 克，防风 10 克，五味子 6 克，炒苦杏仁 10 克，豆蔻 10 克，薏米 10 克，法半夏 10 克，厚朴 10 克，滑石 10 克，通草 6 克，淡竹叶 6 克，炒山楂 10 克，麦芽 15 克，神曲 10 克，槟榔 10 克，厚朴 10 克，木香 6 克。

五剂，水煎服。

为什么再加一个胡黄连？因为银柴胡与胡黄连两味药，是治疗积热的药，尤其是针对小孩的疳积而生的热。

11 月 26 日的时候，他来三诊。他已经不眨眼了，口臭也明显好转，大便一周排了四次，还是有鼻涕。

守方子，加强一下治疗外感的药物——香苏散。开方如下：

银柴胡 10 克，胡黄连 6 克，乌梅 10 克，防风 10 克，五味子 6 克，炒苦杏仁 10 克，白豆蔻 10 克，薏米 10 克，法半夏 10 克，厚朴 10 克，滑石 10 克，通草 6 克，淡竹叶 6 克，炒山楂 10 克，麦芽 15 克，神曲 10 克，槟榔 10 克，木香 6 克，苏叶 6 克，醋香附 6 克，炒陈皮 6 克，甘草 3 克。

五剂，水煎服。

到四诊以后，基本痊愈。

第七章

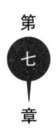

# 总是恐惧（焦虑），调肾不失一个好办法

某天，一位产后身痛的复诊患者，在我诊室里哭起来了，她游走性疼痛的症状十分严重，骨头都在发冷，害怕夜幕降临，因为一入夜即发作，她对此深深地感到绝望与害怕。

没有经历过这种痛苦的人，一般是不能感同身受的，但我很懂。

我不是一个喜欢说大话的人，因为在临床中，治过的这种类型的疾患很多，有些患者还被诊为躯体障碍症。

可是我并不是神仙，不能保证药到病除。针对这种产后身痛，疗程长短因人而异，需要时间，并且不以人的意志而转移，身体的恢复有它自身的规律。

我只能鼓励她，我真的治好过很多这种病患，绝大多数，都是肾中精血亏虚，需要用到鹿角胶这种填精血入督脉的药。

我开了药让她马上回家煎了服用，傍晚让助理打电话随访。患者说下午4点吃的药，到晚上，怕冷的感觉有所缓解，我就知道应该是对证了，心也就放下来了。

肾虚生恐，她害怕，她焦虑，她抑郁，在我看来，都是恐，只要把肾气填实了，她就不会害怕了。这是治疗部分情志病尤其是焦虑症的一种方法。

说到治焦虑症，我想起来曾经治疗过一例前列腺炎的患者（首先声明我很少也不擅长治这类病），他的会阴处，总是觉得不适、胀，像有根棍子顶在那里，完全不能躺着睡觉，只能趴着睡，而且晚上很容易兴

奋，入睡困难。

　　与此同时，他还有一个比较特别的地方，就是一开会或思考的时候，就要咬大拇指。我刚看到他大拇指的时候，还以为是湿疹呢——就像烂肉一样，这边刚渗水结痂，那边又咬烂。

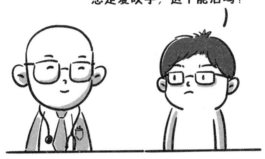

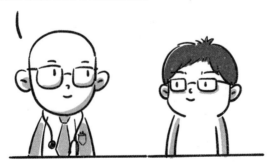

　　他在我这治了几个月，用过很多方子，比如当归芍药散合猪苓汤再加土茯苓、刘寄奴，最后用的知柏地黄汤加减收尾（请在医生指导下使用本篇文章涉及的药物和药方）。

　　整个过程，没有一丝波澜壮阔，就是一点点地治，慢慢地，他的会阴不适感发作频率越来越低，原先是每天都胀，先是一星期胀个四五天，再是一星期胀三两天，最后一周发作一次。到现在，他睡眠基本上很好了。最神奇的是，他不怎么咬手指了。

他咬手指表面看是焦虑，往深层想，底层的逻辑，仍然是害怕，是恐惧。

肾虚生恐，结合前列腺的问题来看，证明他还是有肾虚的问题在。于是给他用了地黄汤，就取得了明显的效果。

再讲一例口腔溃疡的患者——她患这个病六年了，大大小小的医院都看遍了，首诊的时候，在我诊桌上放了一叠厚厚的病例本，目测有二十多本。

说着说着，她就哭了。

口腔溃疡让她近乎绝望——疼痛，吃不下饭，一年下来瘦了十几斤，各种名医都看遍了。

这种医生看遍了的患者，那我就一定能看好？并不能。

我翻了翻前面医生的处方，清热的、附子温阳的、补气的、补血的、养阴的，全用过了。

唉，我能怎么弄？

我只好先祛湿了，结果第二诊来的时候，她很高兴，发作的频率降低了，溃疡处的疼痛感轻了，但溃疡并没有消失。

她高兴没两天，三诊又反复了。三诊的时候，她还给我送了二十斤有机大米，说是对我充满了信心，只要一灰心，就看我的文章，就认定我了，一定能治好她。

到了四诊的时候，我就反思了，祛湿，只是收到了微效，她这是久病了，溃疡的修复力明显不足，这是有虚证在了，久病入肾。

我决定采用补肾法，因为我知道她非常焦虑，每天需要看我的文章来树立信心，而且，首诊的时候在我面前情绪崩溃，这仍然是害怕、恐惧的表现。

肾虚生恐。她这个口腔溃疡，有相火上炎的成分，而相火上炎，是因肾水不足而起。

我给她开的方为知柏地黄汤加味。

然后，我又让助理打电话随访，说是服第三剂溃疡就消了，口苦也减轻了，我等着她来复诊。

其实，胆小易惊又何尝不可以从补肾入手？产后抑郁又何尝不可以从补肾入手？产后乳房萎缩更可以从补肾入手。

# 肾虚的问题，用六味地黄丸（加味）来解决

人到了一定的年龄，往往会发现：睡觉不是解乏，睡醒后感觉腰酸得要断了；黑眼袋，怎么敷都淡不下去；以前熬夜，睡一觉就恢复了，现在熬夜，像死过一回；同房？是不可能同房的啦，身体已经被掏空了；耐性差了，没有时间去等待；给孩子辅导作业一点就爆；出去逛？不去不去，怕啦怕啦……

人潮人海中，又看到你，保温杯里泡着枸杞，生活不只有眼前的枸杞，还有湿和远方的六味地黄丸。

其实六味地黄丸只是一个补肾大类方中的代表方，要知道，补肾的药方有很多。

肾虚的人很多，但有肾虚挟湿的人更多。所以，我很少完全用补肾的本方，必然是要加味用的。

肾虚，特别是肾阴虚挟湿的人很多，同时伴有挟瘀的人也很多，这是多重病机。腰沉，常见于带脉上的湿，会让人的腰困顿难除，就好像腰上永远绑着一圈游泳圈，有下坠感，还又沉又酸。腰发凉，凉不一定是寒，它可以是湿。湿祛了，腰就暖了，也不沉了；腰刺痛多见有瘀血，化瘀就好了。

下焦湿热的人，女性常有白带量多色黄，有时还痒，有时还有点刺痛或灼热感；男性则是阴囊潮湿，龟头红等。

肾虚的人，会心烦意乱，不温柔，没有耐性，倔——倔是不愿意变通，不愿意变通是害怕改变，改变要消耗意志力，脱离自己的舒适区。

害怕就是恐惧，肾主恐，所以肾水不足，就会惧。

肾虚的人，还容易怒，这是因为肝主怒，水生木，肾水不足了，所以就恐极了，就生怒，这叫什么？恼羞成怒。所以，有些人，色厉内荏。

针对这种病症，可以用上六味地黄汤：熟地 24 克，山萸肉 12 克，山药 12 克，丹皮 9 克，茯苓 9 克，泽泻 9 克（请在医生指导下使用本篇文章涉及的药物和药方）。

六味地黄汤可以滋补肝肾，用于肝肾阴虚证，主流文献记载，其对应的症状为腰膝酸软、头晕目眩、耳鸣耳聋、盗汗、遗精、消渴、骨蒸潮热、手足心热、口燥咽干、牙齿动摇、足跟作痛、小便淋漓、小儿囟门不合、舌红少苔、脉沉细数。本方常用于慢性肾炎、高血压病、糖尿病、肺结核、肾结核、甲状腺功能亢进、中心性视网膜炎及无排卵性功能性子宫出血、更年期综合征等属肾阴虚弱为主者。

以前我用这个方子不多，是对这个方子有所误解，现在用多了，就不这么看了。

有人批评说张景岳是厨子不是医生，就会用地黄，但是你看看地黄，它叫地精，还叫地髓，坐地吸土，种过地黄的地，三年都没有肥力了，所以，为什么不用地黄呢？大地的精华呀。

三十岁左右的人肾虚的非常多，现代人，熬夜多，玩电子产品多，使得肾精早早地透支，不亏才怪。尤其熬夜追剧、追综艺或追小说的人。

随后，败掉的肾阴又变成了下焦的湿，湿沤久了又化成热，变成了湿热，出现了下半身的各种炎症。还会造成女性的月经问题和男性的精子问题。

所以，下焦有湿热，又肾阴不足内热、腰酸的，我就用六味地黄汤，加知母，合上四妙散：

熟地 24 克，山萸肉 12 克，山药 12 克，丹皮 9 克，茯苓 9 克，泽泻 9 克，知母 9 克，苍术 9 克，黄柏 9 克，炒薏米 9 克，怀牛膝 9 克。

若是有瘀血刺痛，我就用六味地黄汤合上桂枝茯苓丸：

熟地 24 克，山萸肉 12 克，山药 12 克，丹皮 9 克，茯苓 9 克，泽泻 9 克，知母 9 克，苍术 9 克，黄柏 9 克，炒薏米 9 克，怀牛膝 9 克，桂枝 9 克，赤芍 9 克，桃仁 9 克。

若是同时还有阳虚，我就用六味地黄汤加巴戟天 9 克，杜仲 9 克，仙灵脾 9 克。

若是湿更重，我还要再加车前子 9 克，再把茯苓换成土茯苓 9 克。

吃药补肾的日子，一定要晚上 10 点钟入睡，熬夜的话，药是白喝的。

没有任何药物能够替代睡眠。想要睡醒精神，一定要早睡。

这阵子，我治了一例连续一个月夜间高烧的患者，她伴咽喉剧痛，还有腰痛。我前面走过弯路，后面才用补肾法，治好了这个发烧。


2018 年 9 月 14 日，初诊。

刘某，女，三十岁。

主诉：反复发热加重四天。

现病：近四天每晚发热至 38℃，三个小时后自行退热，伴头痛、头晕、乏力，脉紧。

诊断：发热待查。

黄芪 30 克，党参 15 克，白术 10 克，山药 30 克，柴胡 6 克，炙甘草 6 克，当归 10 克，升麻 3 克，陈皮 3 克，山萸肉 15 克。

五剂，水煎服。

（一开始，我以为是气虚发热，因为以前治过不少，效果明显。这次用补中益气汤却无效。）

2018 年 9 月 30 日，二诊。

服前方，效果欠佳，于 9 月 25 号，到医院处理注射后，有一周未发热，近四天又反复发热，下午 6 点开始发热。服抗生素后，能退热，伴咽痛、咽红、腰酸，舌淡红苔薄，脉数。

诊断：阴虚发热。

知母 10 克，黄柏 10 克，熟地 10 克，生地 10 克，山萸肉 20 克，山药 30 克，丹皮 10 克，泽泻 10 克，茯苓 10 克，金银花 10 克，连翘 10 克，射干 10 克，牛蒡子 10 克，马勃 3 克。

七剂，水煎服。

温针一次，选穴为肾俞、太溪。

（复诊，仔细辨证，虽然体胖、肤白及舌脉均不支持肾阴虚，但是她刚刚生完孩子，需要带孩子，经常被迫熬夜，伤肾阴，所以，我决定从滋阴入手，用知柏地黄汤加银翘马勃散，针灸也选择补肾。）

2018 年 10 月 10 日，三诊。

三诊，近一周已无发热，咽不痛，腰不酸，脉细。

知母 10 克，黄柏 10 克，熟地 10 克，生地 10 克，山萸肉 20 克，山药 30 克，丹皮 10 克，泽泻 10 克，茯苓 10 克。

七剂，水煎服。

（这次效果就非常明显了，上焦的虚火、咽痛去掉了，表证解除，就可以去掉银翘马勃散了，依旧留下养阴的知柏地黄汤来善后。）

补肾法，是值得深入研究的。平常治病往往强调补脾，其实补肾亦要多留心，不可偏废。

我们做中医的，视野要开阔，思维要灵活机变，千万不要学死板了。

# 出现这些问题是肾精亏虚，补之前先清痰湿和瘀血

腰酸沉，腿无力，膝软；看久了东西眼花；累了耳鸣；头晕，脑子空空，健忘；牙齿松动；薅一把头发满手青丝；体力劳动不能持久，脑力劳动亦不能持久；白天尿频，尿后余沥不净，晚上起夜，尿清长，小便或失禁或动则漏尿；大便易滑泄；情绪易激动、易怒；干活或上班时精神亢奋；安静休息时越歇越累；阳痿、早泄、性冷淡；舌淡嫩，苔薄，或无苔，却有裂纹，舌底黏膜干红，或紫红……

以上是肾虚的人会出现的常见状况。

腰为肾之府，无肾精濡养，则腰酸沉，尤其同房泄精后。

膝为筋之府，肝主筋，肝不足则膝酸软——肾为肝之母，肾精亏而不生肝，则血不养筋。

精血同源，精能生血。目受血能视，肝藏血，肝血不足则眼花。

肾开窍于耳，肾精亏不能濡养则耳鸣。

脑为髓海，肾主骨生髓，肾精亏虚则脑鸣、脑空或头晕。

齿为骨之余，肾主骨，肾精亏则牙齿松动欲脱落。

肾其华在发，肾精亏则发易落。

肾中有气为元气，为体力与脑力活动的原动力，肾精亏则无以化生元气，体力与脑力活动无以为续。

肾为封藏之本，肾精亏则不能封藏，人也就容易憋不住尿、憋不住屎或早泄。

肾精养肝血，肾精亏则肝血亏，肝血不足者易怒。

肾精亏则易出现阴虚火旺的症状，这表现为虚性亢奋，越晚越睡不着者，亦易性冲动。

肾精亏，休息难以缓解，要填肾精方有用。

肾主生殖，肾精亏，对同房没有兴趣。

因是虚证，所以舌质看起来是淡嫩。

因是阴精亏虚，所以舌苔是薄或无。

因是阴精亏虚，所以舌质可呈裂纹舌。

因是阴精亏虚，舌底肾络过之处无肾精濡养出现干红。

怎么补肾精？可以补肾精的太多了。

花胶、鹿角胶、阿胶、龟胶、燕窝、淡菜、瑶柱、熟地、肉苁蓉、锁阳、枸杞子、菟丝子、沙苑子、楮实子、桑椹子、山药、莲子、芡实、巴戟天、杜仲和仙灵脾等。

问题是没那么容易补呀！一补就上火长痤疮，一补就长结节，一补就鼻血失眠，一补就痔疮出血……

所以，要补肾精，还是要研究怎么开路。我常用温胆汤、消瘰丸、平胃散、四逆散、小承气汤、小柴胡汤、保和丸、桂枝茯苓丸等来开路。

我反对的是盲目去补，但是提倡合理进补，有策略、有阶段、有方案地进补，而不是一味地蛮补。

要补肾精，不是你上商场买一盒燕窝、一块花胶就行，也不是你弄一盘阿胶糕就可以的。

是的，要补肾精，也是要辨证以后才能进补的：你湿重怎么办？你痰重怎么办？你瘀血怎么办？全在路上堵着呢！所以要化开了进补，或者边化边进补。

当然了，如果没有堵，那就大胆进补，当补则补。这个要找专业的中医来判断，自己别乱补。

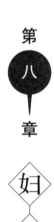

第八章

妇科

# 宫腔积液一例

我曾治疗过一位宫腔积液的患者,她是在 2018 年 6 月底的时候找我看的病,到 2019 年 5 月的时候,她又找我看别的病,顺便反馈给我了以前治疗的结果。

当时患者在产后两个月的时候,B 超检查显示的是宫腔液性分离。患者很年轻,才二十五岁,所以没有什么产后的其他大毛病,除了 B 超查出的问题,她没有其他感觉不适的地方。

患者舌淡红苔薄,脉弦。弦脉除了反映肝郁之外,还有水饮。结合 B 超的检查结果,这个就是水饮为病。

患者的水饮怎么来的呢?

我当时推测,九成是患者生产过程的挤压造成的,也就是所谓的机械性损伤。只要有伤,那就是有瘀血。

而有一句经典的话,大家务必记住,记不住的可以再念一遍:血不利则为水。

那该怎么样治疗呢?活血。还要怎么治疗?利水。治则出来了,方子就出来了——当归芍药散(请在医生指导下使用本篇文章涉及的药物和药方)。

活血——当归、川芎、白芍;利水——茯苓、白术、泽泻。

所以,我开了个方子,当然了,剂量我稍调整了,加强了利水的作用。

当归 10 克,川芎 10 克,白芍 10 克,白术 10 克,茯苓 15 克,泽泻 15 克。

五剂，水煎服。

患者吃了五天药，没什么特别的反应。我又让她再吃了七剂。后来
B 超复查，积液就没有了。

当然了，你可以认为是患者年轻，自己恢复了。

我个人觉得中药加速了她的恢复。

当归芍药散是个好方子，现在也有人用来纠正胎位。不过纠正胎
位，我一般让灸至阴穴，效果很好。

我也经常用这个方子加上寿胎丸，治疗妊娠期的腹痛。

我也有用这个方子加上猪苓汤治疗过前列腺炎。

这个方子，在妇科上的应用还是很广的。

以上经验仅供参考。

# 产后发汗，你不知道有多危险

某天早上，朋友发微信咨询，生完宝宝后，是不是发发汗比较好？

我一听，奇怪了，为什么要发汗？

她给我说完，我才了解到，现在在产后调理界，流传着这么一个项目——产后发汗。

对于这些经营产后调理项目的人，我要说的是，你们要创收可以，但是不要谋财害命啊！你们收割的不是钱，是人命啊！

哪怕你们在学校读书时，稍微认真那么十几分钟，翻一下《中医妇科学》，也应该知道，产后不要轻易发汗，更不要随便发汗。

你想反驳我？

好，我先问问你，你产后发汗背后的动机是什么？目的是什么？发完汗的后果是什么？你能承担得了后果吗？

你说防月子病？好，我就和你掰扯下！

月子病，亦称为"产后风""月痨""月家痨""月奸病""月中伤""干耳病"等，是妇女在分娩时期及坐月子时，因筋骨腠理大开，身体虚弱，内外空虚不慎被风寒侵入而引起的一种病症。

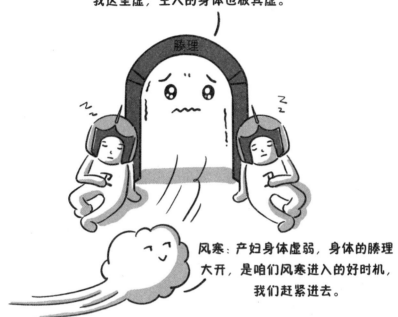

腠理：因为主人刚生孩子不久，我（腠理）大开，守护我的士兵也都每天睡觉，不仅我这里虚，主人的身体也极其虚。

风寒：产妇身体虚弱，身体的腠理大开，是咱们风寒进入的好时机，我们赶紧进去。

这病怎么来的？

前提是什么？前提是筋骨腠理大开，身体虚弱。

后果是什么？后果是内外空虚，不慎风寒侵入。

这个后果，必须要有个既定事实才行。什么既定事实？那就是风寒侵入。

中医治病，必须是理法方药[①]一气贯之。

你必须要有这样的病证，才能用这样的方法（包括理疗）。

如果你不能提出产妇被风寒入侵的证据，你就盲目使用汗法，你就

---

① 理法方药：应用中医理论诊法和治法在临床实践中贯穿起来的思维方法，包括诊治全过程的四个基本内容。理，指中医理论；法，指诊法治法；方，指方剂；药，指药物。即明确病因病机，确定预防措施或治则治法，组方遣药。

是在杀人（慢性杀人，钝刀子割肉）。

好，就算产妇真的被风寒入侵了，要驱风寒了。就可以这样大汗吗？

中医讲，汗血同源。

产妇产后气血大亏，拿什么当汗的资源？这是在透支生命，你知道吗？

汗就是血，血就是汗（你不理解？我一时也难以让你懂得是怎么回事；也不要拿西医知识来反驳我）。

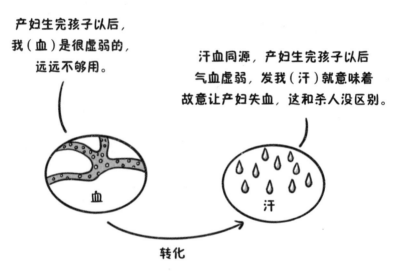

胡乱发汗的威力，跟人为造成崩漏的伤害一样大！

给你们看一个许学士《伤寒九十论》里的医案。

### 麻黄汤证第四

乡人邱忠臣，寓毗陵荐福寺，病伤寒，予为诊视，其发热头疼烦渴，脉虽浮数无力，自尺以下不至。予曰：虽麻黄证而尺迟弱。仲景云：尺中迟者，营气不足，血气微少，未可发汗。予于建中汤加当归、黄芪，令饮之。翌日，病者不耐，其家晓夜督发汗药，其言至不逊。予以乡人隐忍之，但以建中调理而已。及六七日，尺脉方应，遂投以麻黄汤。啜第二服，狂言烦躁且闷，须臾稍定，已中汗矣。五日愈。

论曰：仲景虽云不避晨夜，即宜便治，医者亦须顾其表里虚实，待其时日。若不循次第，虽临时得安，亏损五脏，以促寿限，何足尚哉？昔范云为陈霸先属，霸先有九锡之命，期在旦夕矣。云偶感寒疾，恐不及豫盛事，请徐文伯诊视之。恳曰：便可得愈乎？文伯曰：便瘥甚易，但恐二年后不复起尔。云曰：朝闻道，夕死可矣，况二年乎！文伯以火烧地，布桃柏叶，设席置卧其上，顷刻汗解，以温粉扑之。翌日愈，甚喜。文伯曰：不足喜也。后二年果卒矣。夫取汗先期，尚促寿限，况罔顾表里，不待时日，便欲速愈乎？每见病家不耐三四日，昼夜促汗，医者顾利，恐别更医，随情顺意，鲜不致毙。故书此以为龟鉴。


我还是给翻译一下：

乡下有个叫邱忠臣的人，得了伤寒，也就是常说的风寒，头痛发热。刚好许学士就住在邱忠臣的附近，就给他看病。许学士看了后说，虽然，你这个是麻黄证（就是发汗最经典的方子），但是你的尺脉很迟（估计还很空虚），血气微少，不能发汗。

最后许学士怎么处理？先养气血。

用建中类方养了六七日，把尺脉养起来了，气血足了，才敢给发汗，这才好了。

这许学士是什么人？伤寒大家，不比很多只有半桶水的医学知识人强？人家还不敢随便发汗的，你怎么敢呢？

后面，他还附了一篇论文，讲了一个人叫范云的人感冒了，请徐文伯看病。其实在感冒之前，范云身体就很亏虚了，可是他却急于求愈，想要快点好。

徐文伯看了后，很笃定地说，这个病很快就可以治好，但是如果要马上治这个病，很可能活不过两年。

范云说：啥？朝闻道，夕死可矣，何况两年？

随后，徐文伯起了个篝火，把地板烧热，然后，清除干净地面，再铺上桃柏叶，让范云躺上去，随后范云就大汗淋漓（这个跟你们给产妇发汗，有什么两样？），这汗出得止都止不住，还得在身上扑一些糯米粉或文蛤粉之类的才把汗给收了。

感冒第二天是好了。

但是两年后，人也没了。

举这个例子，想说明啥？

发汗必须要讲究先后次序，这需要专业培训，不是看几本坊间的养生书或者听几课养生堂就能搞的。

汗法，是用来解表的。但是你只知道一个解表，是不行的。你得清楚里证是什么样。

你得知道轻重缓急。

如果是气血大亏的人，精血都没了的人，你再点一把火，发个汗，这个跟油尽灯枯的时候，你还往外弄灯里的油一样！

对于产妇而言，更要对自己负责，人家发汗，你也学发汗。你学得了吗？你没风寒，你发什么汗？有表才可以解，没表你解什么呢？再说了，有表都不敢随便解，你没表，你解什么呢？

随随便便就发汗，这是画虎不成反类犬！

产妇随便发汗，真的是一件极其危险的事情。

我说的这些，不是自说自话！我还得引经据典一下，这样才不会显得我说得太随意。

你们听过产后"三急"吗？知道是哪三急吗？

产后三急指产后呕吐、盗汗、泄泻，三者并见必危。

按理说，产后都怕死了乱出汗，有的产妇还敢找人随便给自己发汗，这真是愚蠢而可怕的行为。

下面再引一段《止园医话》里的记载（括号内是罗止园的自注）：

自汗、盗汗（俗名虚汗）此二种汗证，虽有自汗系阳虚，盗汗系阴虚之说。

然在久病（注意久病二字，若在初得伤寒、温病之自汗，不在此例）之人，总以斟酌补阳（参、芪之类）补阴（生地、熟地、白芍之类），以期挽回衰弱之颓势为宜。又有所谓大汗亡阳、孤阳外越者，则系元气将散（阳脱证）（西医称之为死汗，此与下列之过服发汗药，致大汗淋漓者不同一），则非大剂人参、附子、肉桂、白芍、熟地大补阴阳（补阳敛汗必兼用补阴之品，否则阳无附丽也），加以介类潜阳之法（例如牡蛎、鳖甲、龟板之类），不足挽回生命于万一也。

（又有一种过用发汗药，以致大汗淋漓不止者，顷刻之间，可以心脏停止，致人于死，凡中药之麻黄、羌活，西医之退热药例如安基比林等，用之过量，往往发生此种危险，但西药退热剂，与中医发汗药不同，其汗出乃该药之副作用，医者不可认安基比林等为发汗药，自不待言，倘遇此种危险汗出之场合，西药中之强心注射，在所必施，不可不知也。）

又中医介类潜阳之类，以治虚汗，尤为奇效，历试不爽，附识于此，学者应注意也。

估计你也不会认真看完上面一大段，我还是给标出来吧！

大汗淋漓不止者，顷刻之间，可以心脏停止，致人于死。

这二十一个字讲的内容，自己掂量一下。

产后有风寒，是要驱，但你必须先顾好里，你里头气血都空了，你没子弹了，你射什么射？你得气血足了，才能汗；有子弹了，才能射。

我说了这么一大通，是告诉你们，要慎汗。

不要乱发汗，也不是等于禁汗，而是慎汗——谨慎地发汗。

傅青主怎么说？《傅青主女科》对于产后忌汗一说提出：

昔仲景云：亡血家不可发汗。丹溪云：产后切不可发表。二先生非谓产后真无伤寒之兼症也，非谓麻黄汤、柴胡汤之不可对症也，诚恐后辈学业偏门而轻产，执成方而发表耳。谁知产后真感风感寒，生化中芎、姜亦能散之乎！

不是说不可以汗，是不能乱发汗，表里要兼顾。

说来说去，我还是给翻一下教材《中医妇科学》好了。产后最怕就是汗出不止了。

## 产后自汗、盗汗

产妇于产后出现涔涔汗出，持续不止者，称为"产后自汗"。若睡后汗出湿衣，醒来即止者，称为"产后盗汗"。属产后"三急"症之一。但不少妇女产后汗出较平时多，尤其于饮食、活动后或睡眠时为显，此因产后气血较虚，腠理不密所致，可在数天后营卫自调而缓解，可不作病论。

本病早在《诸病源候论》中即有"产后汗出不止候"的论述，认为产后汗出的原因是"阴气虚而阳气加之，里虚表实，阳气独发于外"所致。并指出本病的转归预后，"因之遇风则变为痉，纵不成痉，则虚乏短气，身体柴瘦，口干燥，久变经水断绝，津液竭故也"。《医宗金鉴·妇科心法要诀》按汗出之部位以辨症情，云："头汗阴虚阳上越，周身大汗是亡阳。"这些理论都是临床的重要参考。

看明白了吗？汗多了会怎样？遇风则变为痉。什么是痉？就是抽风了。

就算产后发汗以后不抽风，最后也变成骨弱如柴，成了血痨鬼了啊！月经早早就会断掉的，到时候，你以为你早更，其实是气血津液早被你发汗发掉了，还来什么月经啊？！

如果只是头汗还好，只是虚阳上越，要是周身大汗，也就离亡阳不远了。

什么叫亡阳？

亡阳，证名，阳气失亡，以汗出不止为主症。指机体阳气发生突然性脱失而致全身属于阳的功能突然严重衰竭的一种病理状态，主要表现为突发集中的虚寒，面色苍白，四肢冰冷，精神萎靡，畏寒蜷缩，冷汗淋漓，脉微欲绝，手足冷，呼吸微弱，面色苍白，甚则口唇青紫，脉微欲绝或浮数而空等。

亡阳如果治疗不当，最终的结果，就是死亡。

你还敢随便发汗吗？

# 为什么产后出汗这么难治

多汗这个问题，实在是太常见了。

汗是观察阳气动向的一个非常重要的指征。

汗往哪走，透过出汗的现象看本质，其实是阳气往哪走。

我通常都是以举例的方式来讲，不想涉及个人，而是以某种类型的患者稍微展开来讲。

所以，我通常以门诊常见的病例来举例，并且是难以详尽地说完的，只是以我目之所及而言，不求全，只求真。

## 第一类汗——卫虚汗（漏汗）

这一类汗是凉的，味道是淡的，它可以是细汗，也可以是豆大的汗，可以是渗出的，也可以是流淌的。出汗的部位多在头、项和后背。

出完汗后，人是虚弱的，是怕风冷的，白天坐着自己就出汗了，或者劳累了就出汗，看个电视、看本书或者做一道练习题，可能就出汗了，总之不能受累。这类汗，以白天出为主，睡着了，阳气潜藏了，反而能缓解，当然了，也不排除白天晚上都出的，这是卫虚极了。

毫无疑问，这一类汗是虚汗，可以是卫气虚，进一步可以是肺气虚，再进一步也可以是阳气虚。

透过现象看本质，阳气的状态如何？它在体表固摄不住汗，又挡不住外面的风，是个废物了，这个汗是漏掉的。

本病主要的治疗原则是加强卫气的功能，即能固汗，又能挡风。处理这类问题，有很多方子，如桂枝汤、黄芪桂枝汤和桂枝加附子汤等，或者四君子汤加山药、防风，或玉屏风颗粒或龙牡壮骨颗粒等（请在医生指导下使用本篇文章涉及的药物和药方）。

这一类出汗，虽然是卫虚，其实是肺气也虚，追究肺虚的根本还是在脾虚，再追究脾土，其实是肾阳命火不生脾土。卫气生于脾胃，宣发于肺到皮毛，其根又在肾。所以，卫虚之人多怕冷。

## 第二类汗——湿热汗（蒸汗）

这一类，汗是热的，潮乎的，黏手的，酸臭的，多数时间汗量比较大。出的部分多在前胸、肚皮及整个后背，出汗多在全身肌肉丰厚的地方，以及最常见的手足心部。

汗是什么？汗的真正功能是散热，是排污。散热，散了热气；排污，散了湿气。汗在这里，这时就是排湿热的作用。

湿热多从中焦产生，另外会跑到肝经。

湿热，多会从中焦所管辖的部位出汗，但无论如何，热是要向全身辐射的，全身出是应该的。

最常见的，就是吃饭、喝热水、吃辣的出汗，稍微运动出汗。

为什么？

湿热的人，中焦脾胃已经够热了，要出汗来散热了，这时，你又吃热食吃辣椒，加重了脾胃的热，中焦就受不了了，只有加大出汗量来散热。脾主肌肉，所以肌肉也散湿热，你一运动，肌肉又产热，热上加热，受不了了，必须出汗才行。肌肉藏湿热的人，容易肌肉酸痛，特别是下雨天。另外，湿热的人，天气一闷，手脚心非常热，出汗。相对来说，这类人胃口大，怕热。

这类汗的处理，针对脾胃的湿热来处理就可以了，比如三仁汤、甘露消毒丹、杏仁滑石汤、白虎加术汤、温胆汤等。

另外，这类人不忌口是不行的。

## 第三类汗——肝气汗[1]（神经病一样的汗）

这一类的出汗最难治疗。这汗说不定什么时候出，多数时候是突然一阵烘热，就出了一阵大汗，可以是豆大的汗，一滴滴滑落。皮肤有时像蚂蚁咬，有时像针扎，有时还鼓起一粒粒的红疹。

最让人痛苦的是，这汗说出就出（情绪激动，可以出汗；安静休息，可以出汗；开心可以出汗；悲伤可以出汗）；还喜欢在腋下出汗或私处出汗；吵架时，一边吵一边出汗；上班要是需要高度集中精神，也是会出汗。

人生不如意事十之八九，但凡因为些事而焦虑出汗者，也可以归为这一类。

出完汗后，人会觉得有一种虚脱感。毕竟汗为心液，也为津液（在内为津液，生命活动的物质基础，在外为汗）。

肝火旺盛会出汗，这是核弹的汗，大范围的热。

肝气郁结会出汗，这是聚光的汗，小范围的热。

肾阴不足，不能滋养肝木，枯木易燃，肝火就上来了，有火就有热，有热就要散，散热必出汗。这类多伴有咽干，饮水不能解，大便干燥等。可用当归六黄汤、滋水清肝饮、麦味地黄丸或一贯煎等——以肝肾为核心。

有肝气郁结，肝气凝聚，如放大镜聚集阳光，也如放大镜看待世间万物，什么事都看不开，看不开就凝聚，一凝聚就生热，虽然是个小灯

---

①《西溪书屋夜话录》说肝气、肝火、肝风，三者同出而异名。意思是这三者，虽然叫法不同，但其实都是肝用出现问题，就是肝不能正常条达疏泄，郁则为气，气聚化火，火热生风，三者没有明显的边界，不能截然区分，笔者私下统一称为肝气。肝气有风相，善行而数变，时隐时现，肝风中有含有肝火，肝火要外泄，就会出汗，笔者称之为肝气汗。

盏，那也是热，一样要散，散就出汗。这类多伴有胸闷气短、乳房乳头胀痛，少腹胀痛。可用柴胡疏肝散、四逆散、芍甘汤、十六味流气饮或一味桑叶等——以肝为核心。

母病及子，肝木生心火，烦躁，多梦，易醒，心神不宁，可用栀子豉汤、黄连温胆汤、上焦宣痹汤、甘麦大枣汤、天王补心丹等——以心为核心。

这一类，在情绪紧张时，手心也多会出汗。虽然是肝气乱窜，其实涉及的是心肝肾。

这三种汗，我画了个图[①]，大致表达了我的意思。

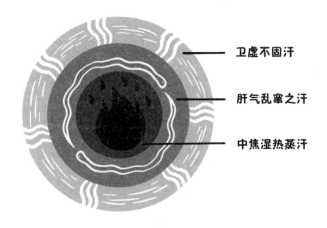

以下讨论相对具体的。

我虽然只列举了三种汗，肯定是还有其他证型的汗，但我在临床上见得最多的就是这三种。

在儿科上，你看盗汗，一问，小孩还有自汗；你看自汗，一问，小孩晚上还盗汗。你以自汗、盗汗来治疗，就很容易失手。

小孩虽然脏腑清灵，但是，在社会物质丰富的情况下，吃得五脏都

———————————
① 本书的设计师根据本书作者画的图进行了重新设计。

污浊的不在少数。

小孩出虚汗，一吹风就感冒，怕冷，手脚冰凉，这是卫气虚没错，你补可以，于是你补花胶、燕窝之类，这些东西滋腻，不生痰湿才怪，补出湿热，沤在中焦，结果成了什么呢？手心潮热汗黏，一吃饭就大汗，一玩一跑动就一身汗。这汗一出，又感冒了，反复无常。还有的常给孩子乱补黄芪、党参或虫草之类的，这些吃进去就是无形之热啊。

所以，你明白了吗？这小孩，不仅仅是脾虚，还脾实。

这你就傻了吧？

脾气虚没错，脾里还有湿热这个实，即你补的没消化掉的湿和热，所以，这个病治起来就复杂了。给小孩治疗起来，必须要考虑到虚和实两个方面才行。

加上小孩越来越大，脾气越来越急躁，晚上一哭闹，这就是撩起了肝火，易惊厥，还有肝气汗夹在里面。这种情况，治疗起来是非常棘手的。

讲讲产妇的汗，我是看得太多了。

卫阳虚，汗多怕冷——极怕冷，四肢关节冷痛，不能接触凉水。

湿热，多数产前产后猛然进补过多而引起——脾胃无法运化，完全化不掉，沤成湿热，全身出黏臭汗，一吃饭喝水就出汗。

肝气汗，这个因为产后抑郁又狂躁而起——各种不开心的事情，都会引起肝气郁结后肝郁化火，一阵一阵地烘热出汗。

三种汗，混在一起，让人吃尽苦头。

怕冷，就去补，一补，热汗出来，就咽痛，出汗吹风，就感冒，加重怕冷。病了，易生气，性情大变，又急出汗，又吹风，又感冒。各种恶性循环，人生进入绝望中。

所以，身体有问题，也不要乱补，因为并不是你吃了东西就能补进去的，补不好就会适得其反，引起更严重的问题。所以，有问题，要及早地找到医生治疗，而不是自己瞎琢磨、乱补。

# 月子到底该怎么坐

坐月子，很多时候，不是说只坐一个月。这个"月"，仅是个约数。

有的人底子好，恢复快，坐半个月就可以了；有的人底子差，恢复慢，要一百天甚至半年才能满血复活。

所以，坐月子不要盲目，要辩证地看待坐月子，这个因人而异。

不是老一辈人说的就一定是对的。

先说底子弱的产妇，真是弱不禁风的，特别是年龄相对大一点的产妇，她的骨脉筋肉都相对比较弱，又出着虚汗的，那还真得多坐一阵子月子，而且还要保护得好。

汗的蒸发，会带走能量的，再见到风，空气流速加快，令汗蒸发得更快，带走更多的能量，为了保护能量，机制会做出热胀冷缩的反应，收缩毛细血管和毛孔，防止热量被带走。毛细血管收缩后，会导致局部一些地方出现供血不足，从而产生疼痛，包括关节与头部的疼痛。

身体虚的人这时候要保护得好，多在室内待着。为什么要多在室内待着？因为室内没有风啊！

古人讲，避风如避箭，就是这个意思，风很伤底子弱的人，要少见风，同时也要避寒，所以为了保温，要多盖被子。

当然，这得有个前提，那就是你是怕风的，你是怕冷的，才这样干。气血亏虚的，一定要在室内避风避寒，适当动动，喝点鱼汤补下，偶尔开个药材方子调理一下。等到自己不那么怕风畏寒了，不那么虚弱，感觉有力气了，再慢慢增加活动范围。

恢复得慢的，一定要坐月子久一点，直到康复。

> 产后缓滑，沉细亦宜；实大弦牢，涩疾皆危。妇人产毕，饮热酒、童便共一钟，闭目少坐，上床倚高。立膝仰卧，不时唤醒及以醋涂鼻，或用醋烧炭及烧漆器，更以手从心捍至脐下，使恶露不滞。如此三日，以防血晕、血逆。酒虽行血，亦不可多，恐引血入四肢，且能昏晕，宜频食白粥少许。一月之后，宜食羊肉、猪蹄少许。仍慎言语、七情、寒暑、梳头洗足，以百日为度。若气血素弱者，不计日月，否则患手足腰腿酸疼等症，名曰蓐劳，最难治疗。初产时，不可问是男是女，恐因言语而泄气，或以爱憎而动气，皆能致病。不可独宿，恐致虚惊；不可刮舌，恐伤心气；不可刷齿，恐致血逆。须血气平复，方可治事。犯时微若秋毫，或病重如山岳，可不戒哉！

以上是《万病回春》里的内容，讲述的就是坐月子的注意事项，以一百天为宜，古代也早有明言了。

古代很多文盲，理解力相对差一点，医生说了要避风避寒，多在室内待着，可是到了这些人的脑子里，就变成了坐月子一定要捂得死死的了。

这是什么？这是过度解读，这是矫枉过正。

另外，女性产后大多气血亏虚，是需要补，这是没有错的，也是需要卧床休息的，也没有错。

但是，也不能补过度了——天天大鱼大肉，各种补汤，也是不对的，很容易造成食积化痰，加上产后的女人脾气大，这些痰湿很快就被肝气带到乳房，形成痰火，从而引起乳腺炎。

完全不动躺在床上也是不行的，久卧伤气啊！

前阵子看了一则新闻：

  沈阳军区总医院急诊医学部主任医师高燕讲述了一个曾经接诊过的病例，一位新妈妈因为害怕"产后风"，在三伏天里坐月子，不管多热都一直把自己捂得严严实实，而且家中不开门不开窗，密不透风。不久后，新妈妈就出现发烧、抽搐等现象，被家人紧急送往医院，诊断为"热射病"。尽管抢救及时保住了性命，却留下了永久性的脑损伤，令人十分痛惜。

坐月子中的有些陋习，中医并不认同，也不要让中医背黑锅。

中医讲究阴平阳秘，以平为期，走极端的都不能算真中医。

比如，大夏天在家里把自己捂得严严实实的，这就是过犹不及了，不中暑才怪。关于这个方面，前人已经讲过：

  治产后中风，口噤，牙关紧急，手足瘈疭。愈风散。

  荆芥穗轻焙过一两，细末，每服二钱，温酒调下。

  《经验》《产宝》皆有此方。陈选方中用举卿、古拜二味，盖切脚隐语以秘之也。此药委有奇效神圣之功。大抵产室但无风为佳，不可衣被帐褥太暖，太暖即汗出，汗出则腠理开，易于中风，便至昏冒。曾记有一妇人，产后遮护太密，阁内更生火，睡久及醒，则昏昏如醉，不省人事，其家惊惶。医用此药，佐以交加散，属云：服之必睡，睡中必以左手搔头，觉必醒矣。果如其言。

中医从来讲的是阴阳平衡，新闻里发生的事情太过极端了。

我太太坐月子，因为恢复得还可以，半个月就洗头了。

我妹妹坐月子，产后第二天就洗澡，她觉得热得不得了，洗完了澡还开空调，把我给吓一跳，最后我怕她虚，给她开芎归调血饮，结果她马上就上火了，身上痰热重，不仅乳腺发炎了，连盆腔也发炎了，又是乳痛又是腹痛，白带稀里哗啦的，还发烧。我赶紧开四逆散加大剂量蒲公英及化裁仙方活命饮治疗，才把这两个问题给解决了。你看，产后也不是不能用凉药。等我把痰火给收拾了，这才把补路开通了，再服调血饮，就补进去了，而且她一直苍白的嘴唇也变红润了。

综上所述，我的意思是说，作为一名合格的中医，对待任何事情，都要一分为二地看。大家不仅要学习知识，更需要拥抱智慧！

坐月子，就是要看人——身体虚的坐久点；身体好的也不必死守避风寒一个月。

哪有这么教条主义的？死板最可怕了。

新闻里的那种坐月子的方式，大家千万不要学，但是，也不提倡学外国人坐月子还吃冰、洗冷水澡。外国人患关节炎的不比中国人少。

我今天说的这些，如人饮水，冷暖自知。

坐月子，有没有必要？有必要。

坐多久？因人而异。

你可以不信我，但时间会证明一切，等到老的时候，再后悔，也就晚了。

# 原来月经走了不来有这些原因，要这样治疗

一般停经超过六个月不来的，可以称为闭经。当然了，初潮的、怀孕的、哺乳期的、更年期的不能当作闭经看。

总之，看这类病，还是要先排除器质性的病变。排除器质性病变以后，在我看来，就分两大类，即实的类型和虚的类型。

### 实的类型

实的类型，就是月经堵住了，月经出不来，人也憋得难受的。

实型里面，我也分了几大类。

1. 气郁

气郁就是气着了，特别是在快来月经的时候，吵了一大架，乳房胀痛，月经就是不来，肚子憋着不舒服，人还有点抑郁。

哎，和男朋友（丈夫）吵架，气得我啊。

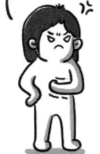

老婆，我错了，以后我再也不敢气你了。

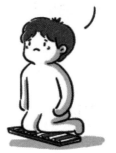

因为气郁引起的闭经好治，泡点玫瑰花茶喝，买盒香附丸（请在医生指导下使用本篇文章涉及的药物和药方）吃，贴个撳针在太冲，很快就来了。

2. 血瘀

血瘀就是血堵住了，平时吃了凉东西，把血给凝住了，小腹会有刺痛感。

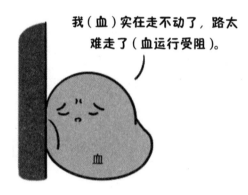

我（血）实在走不动了，路太难走了（血运行受阻）。

血瘀轻的，可以用桂枝茯苓胶囊或者少腹逐瘀汤治，很严重的得用大黄䗪虫丸。

3. 痰阻

因为痰阻而闭经的也非常常见，这种人多爱吃，总是嘴巴不停，体型很胖，痰湿很重。

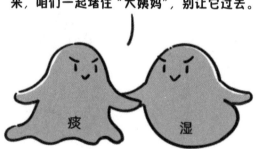

来，咱们一起堵住"大姨妈"，别让它过去。

痰阻类型的闭经，可以用苍附导痰丸，还有防风通圣散等。

4. 寒闭

就是着凉了，尤其是在临近月经来潮的时候，淋雨了，吹风了，冒雪了，感冒了，这种类型的闭经多伴有手脚冰凉。

**今天被风吹着了，又淋了雨，太冷了。**

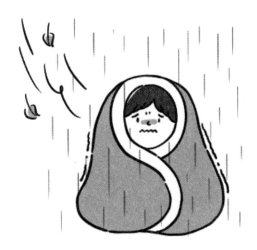

治疗这种类型的闭经，可以用葛根汤合小柴胡汤、当归四逆汤等。

实证类型的闭经好治，基本几服药下去，就能见到月经。

虚证型的闭经，就难治了。虚实夹杂类型的就更难治了。

## 虚的类型

虚证型的闭经，很难清晰地区分到底哪个脏腑虚。其实，这个时候，闭经的人多数是几个脏都虚了，就是程度不同而已。

针对虚证型的闭经，我常用的药方是：炙甘草汤、温经汤、养精种玉汤、六味地黄汤、五子衍宗丸、龟鹿二仙胶、双补汤等。

通常这种虚证型的闭经，要守方加减数月，甚至按照年计算地吃药，同时还要配合针灸治疗。

真是卵巢早衰了，要把卵巢功能恢复，不付出时间与金钱，是很难治好的。

虚实夹杂的，就更不好说什么时候能好了。

# 月经来了不走，漏下一例

关于崩漏，先看下权威的定义：

> 崩漏是中医病名。它是月经的周期、经期、经量发生严重失常的病证，其发病急骤，暴下如注，大量出血者为"崩"；病势缓，出血量少，淋漓不绝者为"漏"。可发生在月经初潮后至绝经的任何年龄，足以影响生育，危害健康。属妇科常见病，也是疑难急重病证。相当于西医病名无排卵性功能性子宫出血。

临床在妇科上，碰到月经来了不走的，真是不好治疗。

每次碰到这种患者，我就头大，真的头大。

这几年，我跟同行交流治疗崩漏的事情，大家基本上都是摇头——治疗崩漏的疗效不稳定。

患者治崩漏之前一定要做一个排查，排除器质上的病变，没问题了再来慢慢治疗。

漏下证，就是滴滴答答，流不完，拖延十几天，甚至这次月经还没完，下次月经又来了。

我碰到的有几种类型。但我在这篇文章里只讲其中的一种。

我治疗的这位患者以前常出现月经来了不走的情况。

经辨证，是属于肝经有热的类型。这个热，就会迫血妄行。

我知道了证型，可是我用不准药，清经汤、固经汤等常规治疗都无效（请在医生指导下使用本篇文章涉及的药物和药方）。

最后，没办法，我说加针灸治疗吧。也不管你怕不怕痛了。

方守前方固经汤加减：

黄连 6 克，黄柏 10 克，白芍 10 克，炒椿皮 10 克，醋龟甲 30 克，醋香附 10 克，炙甘草 3 克，秦艽 10 克。

七剂，水煎服。

给患者温针一次，取穴如下：

清肝热：大敦（有止血作用）、行间（泻法）、蠡沟（泻法）。

调奇经补肾养血：公孙（补法加灸）、三阴交（泻法加灸）、复溜（补法加灸）

局部用穴：子宫穴（平补泻加灸）、关元（平补泻加灸）。

提气使血不下陷：百会（平补泻静留针）。

患者一周后复诊，她说，上次治疗后的第二天，一直分泌的咖啡色样的经血突然变鲜红了，然后排出了血块。

于是我再守方用前药。取穴亦不变。

患者再次复诊时告诉我说，月经基本收干净了。

这个病，让我不得不认真去思考，治病，有时候真的不能只在用药上打转转。

用药实在走不通了，不妨试试针灸。

当然了，可能也跟我经验不足有关。

# 月经滴答的女人

很多女性来月经之前，总会有一点点褐色的分泌物，然后一天两天过后才能正常地来月经，这种多半是黄体发育不全。

很多女性月经正常来完之后，停了，过两天，还有一滴两滴的褐色分泌物，这种月经，多半是黄体萎缩不全。

还有就是月经的中间期出血（排卵期出血）。这种从理论上说，是排卵的时候卵泡破裂了——那个泡液，就是里面富含雌激素的液体流到腹腔里面去了，它就不能够维持子宫内膜。

因为子宫内膜是需要靠雌激素来支撑着它在那里增生的，突然没有了雌激素的支撑，自然就脱落了、出血了。

这时候，卵泡缩成黄体，黄体还能分泌足量的雌激素和孕激素，用于子宫内膜的修复，而自动止血，这种排卵期的出血一般出血量不多，不会影响健康，一般情况下认为是不需要治疗的。

但是，这个理论成不成立？

我还是持怀疑态度的，正常情况下，不可能每个月卵泡破裂之后的泡液都流入腹腔吧？

通过中药的治疗之后，这种排卵期的出血是可以治愈的，难道中药是可以控制泡液流向的？

我想，有没有这种可能：之所以出现这种情况，可能卵巢的位置出现了问题——卵巢的位置受周围韧带、肌肉的力量影响，或者血管的影响，或者周围的炎症影响，或者一些组织的挤压，造成它的位置偏离了输卵管，泡液无法进入子宫的位置。

但是通过中药治疗，改善了周边韧带的、肌肉的、组织的力量，还有把炎症治好了，它的位置就又恢复了正常，泡液的流向又能流到子宫了。

# 治疗嗳气要调肝，更要靠自己能看开

嗳气这个症状，女人多见于男人。这个症状，我看得挺多的。

很多患者，都走进了一个误区，跑去看胃病。他们在医院一查，大多要么是幽门螺旋杆菌有点高，要么是浅表性胃炎，要么就是糜烂性胃炎。

总之他们吃了一堆的胃药，病还是那样。

他们吃了药，不仅嗳气没有好，还反胃、泛酸水。

最近看了几例严重嗳气的患者，胸口堵得就像是在食管里插了根棍子一样难受。

如果把一个人当成一个气球，那么生气，就是往气球里打气，人对气的承受，是有一定的量的，超过这个量，就要放出来。

人身上的过量的气要释放，结果不是嗳气，就是放屁——这是肝气犯胃（肝经挟胃贯膈）。胃是消化系统的一部分，它是空腔器官，受了气，往上蹿是嗳气，往下走是放屁。

肝气乱窜，真的非常难治。

《西溪书屋夜话录》怎么说——

肝气肝风与肝火，三者同出而异名，冲心犯肺乘脾胃，夹寒夹痰多异形，本虚标实为不同，病杂治繁宜细究。气有多余便是火，内风多从火发生，阳亢上冒巅顶甚，血虚旁走四肢病。

肝气会全身跑，冲心的时候，心悸，心慌，有濒死的感觉；犯肺的时候，就突然之间，不知道怎么回事，狂咳，干咳；乘脾胃的时候，不是打嗝嗳气，就是放屁；阳亢上冒巅顶的时候，就会突然之间一阵头晕——突然之间，头面一阵热气，然后出汗——突然之间，头皮发麻；血虚旁走四肢病的时候，就是手脚发胀、发酸、发麻；有人被肝气迫得大便憋不住，有人被肝气迫得小便憋不住，有人被肝气迫得月经拖拉……

肝为五脏六腑之贼啊！

把人想成一个气球，生气，就是往气球打气。

气多了，就会放气，这个气可以侵犯五脏六腑，最多见的，就是犯胃的嗳气了。

女人，跟老公怄一下气，就会嗳气。

所以，观察一个女人，是不是生气了，先听她是不是在嗳气。

女人的一生，被家庭琐碎之事羁绊，这是一直生气的源头。

为了家庭，她们的梦想，她们的事业，她们的学业，似乎都被耗尽。

有人说，男人不断在逃离家庭责任，而女人被家庭责任逼得越来越强大。

越说越远了。

某天，我看了位患者，是信佛之人，一生不吵架。

戒嗔，真不嗔，太难了。

生的气，不发泄出去，也不吵架，最后，就只能攻击自己的身体，不断地嗳气。

于是我用了镇肝、舒肝、养肝、柔肝之品。

我就用上了给前一位嗳气患者吃的药方，效果非常好。

有时，一天之内，我能接诊几例因嗳气来找我看病的人。

总之，凡事看开点，自然没有肝气。

# 骨头冷痛——月子病一例

2019 年 1 月 4 日，我接诊了一位女患者。她说她是看了我的微信公众号来的。

她主诉反复游走性关节疼痛，而且痛了三年了。她是在剖腹产后的一年里慢慢得上这个病的。

这个痛会游走，在中医看来，是行痹。行，就是会行走；痹，就是不通则痛。

这个患者平常就十分怕冷，最近还出现一个怪症，就是肚子里有气，会鼓起来，像是胎动。

我治过很多产后病，最典型的一个症状是骨头冷痛。其次，是自汗、盗汗，一天可以换十几身衣服。最后，就是这个患者腹中有气鼓动。另外，最常见的就是头晕、疲劳、失眠、多梦之类的兼症。

这三个典型的症状其实并不好治。女性生产的时候，骨节百开，什么意思？上百个骨关节，就是全身关节，都是松弛的，还包括皮松、脉松、筋松和肉松。

骨节打开了，风寒之邪，从毛孔直接就进到骨缝里去了。

皮松，就是毛孔开，风邪也好，寒邪也好，容易乘虚而入。"趁你病，要你命"——这风寒之邪，从毛孔进去了。

脉松，就是血管的通透性增加了，也脆了，容易出血。

产后，女性气血大亏（很少有不亏虚的，很多女人在怀孕的时候，就开始贫血，当然了，这个贫血不一定就是等于中医的血亏，但又八九不离十。以前我不会治，现在有方向了，可以在孕期服归脾汤加味等）。很多女性怀孕前已经血亏了，比如月经量少且色淡，周期紊乱，伴头晕气短乏力，手脚麻木，畏寒等。

当一个女人的气血大亏了，脉又松了，就根本祛不走邪气。哪怕她祛走了邪气，可是皮是松的，毛孔是开的，很容易又回来了，所以，症状会反复。

人的毛孔松弛，就容易出汗，要先治汗。不过这个本身可慢慢恢复，可就是怕在恢复期进了风寒，又会拖累身子，延长了这个恢复期。所以有人不注意避风寒，导致了月子病拖了几十年。

至于上述患者的腹中流动之气，是肝风，而这肝风是血虚而生出来的风，并不是肝火亢进而生出来的风，这两种风是有些不同的，但是也会导致个人出现易怒的表现；同时，因为血亏，就会血不养心神，人就会抑郁、悲伤；因为骨节打开了，风伤了肾气，就又会恐惧害怕。

也就是说，生孩子，不仅是让女性肉体上的痛苦，随之而来的，还有精神上的痛苦。

我是一个中医，又是一个工作极其繁忙的中医，实在不能好好地宽慰患者，我只能写文章说下治疗心得，希望帮到更多的人。

事后，我又让这位患者自己写了治疗的过程，从另一个角度去看待这个病。

以下是患者自述：

> 我的身体，就像台使用多年的旧拖拉机，一耕田爬坡就"啪啪啪"地冒黑烟，大毛病没有，却总要三天两头这儿修理下那儿修理下。
>
> 其中，缠绕我最久的问题是骨头疼。骨头疼这个病是种什么感觉？就是好像一把冰刀在刮骨关节，或者骨头被冰在了冰块

里，又冰又疼。

这种又冰又疼的感觉，跟穿衣服多少没什么关系，哪怕裹在被窝里裹得浑身是汗，它还是冰疼。

哪怕我冲着热乎乎的澡，皮肤明明觉得够热乎的，肉里的骨头它是冰着的、疼着的。

后期又增加一个症状，每到晚上十二点后，肚子就鼓起一个球，就像胎儿的小拳头举着顶出肚皮，在肚子里四处游走。

本来我并不害怕，我能忍。

有一天，我丈夫说得风湿（类风湿）关节炎的人，最后可能造成瘫痪。吓得我灵魂差点出窍。

我怎么能瘫下来？我的孩子还这么小！当妈后，我的感觉就是一点：当妈的不能倒，不能病甚至不能睡。真的是这样，从孩子出生以后的第一天起，我就没睡过安稳的囫囵觉。

甚至应该说孩子在我肚子里，我就没怎么睡过安稳觉。

怀孕那会儿，我几乎三天两头做梦，而且大多是噩梦，常常半夜两三点吓醒，有时候被严重的噩梦吓得不敢再睡，被不严重的噩梦吓醒了，就接着睡着，继续做下个梦去。

很难做到好梦！

为什么会得这样的病？导致这种病的原因是什么？答案我也不知道！因为我不懂医！不过有一点是肯定的，我没有做好自己身体的主人！

如果总结下对身体素质影响最大的事件，我认为有三点。

1. 二十到二十五岁，这五年，我晚上睡得迟，我常在十二点后，甚至凌晨两三点才睡。

2. 二十九到三十五岁，我开启了疯狂的工作模式——每天六点五十起床，一直干到晚上十一二点才回家。周末基本上都是加班。那是段打鸡血的岁月。事实上，到后面的一两年，就感觉身体有点不一样了。紧跟着，怀孕生子。

3. 我是剖宫产。我的月子是在深山老林里过的。每天雾气弥漫，烟雾缭绕，美是美，实际上极其不方便。当时正好是冬日，又冷又潮，衣物难干。月子里孩子屁股破了，加上红屁股，只能用尿布。我丈夫一个人忙不过来，我自己也看不惯脏乱，所以月子里我就下床洗尿布、拖地。估计因为这些原因，我落下了毛病。

丈夫说了风湿（类风湿）关节炎的严重后果，把我吓得不轻，有了孩子以后我很爱胡思乱想，我不想有天得了类风湿、瘫痪……

我决定把骨头疼这毛病解决掉。这不是件容易的事，可以想象肯定会走弯路。

我是在微信朋友圈里知道范医生的——有朋友在微信朋友圈转了一篇范医生的文章。由此，我关注了范医生的微信公众号。然后，我坐飞机到深圳去找范医生看病。

范医生说我这个骨头疼是肾里面有寒气。给我开了七天中药——药很苦，苦得人打颤，但良药苦口利于病。吃完药，症状基本就没有了。

谢谢范医生！

我现在基本上一有机会就把范医生的微信公众号推荐给朋友或初识有需要的人，我觉得，遇到医术高明、爱钻研医术且有仁心的医生是我们病患的福分。

我多让别人知道，身处病痛中或未来有需要求医的人，就多一个通道多一分希望！

范医生再按：

针对骨关节病，不知道大家有没有听过骨科有个常用药，叫仙灵骨葆（请在医生指导下使用本篇文章涉及的药物和药方）。这个药的主要成分，就是仙灵脾。所以，我用了二仙汤，即仙灵脾、仙茅、巴戟天、当归、知母、黄柏。这是一个比较平和的补肾方。

不管怎么说，她还是着了风寒的，而且是羁留不去。伤寒里有个治这个风寒羁留的方子，叫麻桂各半汤。

我没有用书上的量，自己拟的量。

最后，她还是以亏虚为主。我再加了黄芪，黄芪与当归，就合成了当归补血汤，补益气血，其实也补肝。

再加了生晒参，补气力度加大。

最后，再加白术、枳壳，即枳术丸，调理脾胃加强胃的功能，胃开了，吃得好，气血才能化生有源。

桂枝 10 克，白芍 10 克，炙甘草 6 克，生姜 10 克，大枣 10 克，麻黄 10 克，苦杏仁 10 克，仙灵脾 15 克，巴戟天 10 克，仙茅 10 克，当归 10 克，知母 6 克，黄柏 6 克，黄芪 10 克，生晒参 10 克，白术 30 克，枳壳 10 克。

七剂，水煎服。

不过，她最后，可是不止吃了七剂，后期还服用了其他的调理方子。

# 生孩子不只是生下孩子这么简单，产后痛苦有很多

我这篇文章主要是讲产后的一些事，不是医案，也不是什么医理，纯粹是内心的一点感受。

女人的不易，不是嘴上说的那样。

女人生孩子所付出的代价，远超你所能接受的程度。

最近产后病看得有点多，我深刻地感受到，女性生孩子，其中的痛苦，不仅是身体上的痛苦，更在于不被家人理解，甚至枕边人都不能理解。

都说久病床前无孝子。面对长久的病，有的丈夫也会变得不耐烦。

同甘共苦，并没有字面上那么轻松。

产后最大的一个问题是多汗。可能，刚生完后的一两个月，多汗，是正常的，产后是自然的多汗，慢慢地就自愈了。

可是，因为这个多汗的护理不当，会引发更多问题。

我治疗过的产后病千奇百怪。

我大体地举一些例子。

有的女性产后多汗，动一下，就一身汗，一天可以换几身甚至十几身衣服；吃个饭，大汗淋漓；洗个澡，大汗淋漓；激动也大汗淋漓。总之就是多汗。

多汗，慢慢收就是了。可是如果不小心汗出见风，就麻烦了。开始出现畏寒，别人一点事没有的气温，她可能要戴帽子、戴围巾、戴口罩，穿长衣、长裤和袜子。没风还好，一有风，就刺骨的痛，风能从衣

领钻进去，能从后腰衣摆钻进去，有风的地方，像有冰块敷在上面，从骨头里冷出来。

这种痛，让人分不清是哪种痛，有时刺痛，有时灼痛。

这种痛，让人也分不清是哪里痛。一会儿十指关节痛，一会儿腕踝痛，一会儿肘膝痛，一会儿肩髋痛，一会儿背痛，一会儿头痛，这种游走性的疼痛让人难以忍受。分不清是骨痛，还是皮痛，还是肉痛，还是筋痛；甚至有皮与肉、肉与骨在相互攻击打架的感觉。

有时，产后女性能明显地感觉到身上的肉在跳动，一会儿这跳，一会儿那跳，身上就像有一股气在流窜。我有阵还看了两个患者，腹部有气在钻。你看着肚皮，就像是里面有个胎儿在活动，肚皮被气顶起来，在滚动。

有时，产后女性感觉到身上有的部位在发热，一会儿这块肉发热，一会儿那块肉发热，可是看上去不红不肿的。

有时，产后女性可能在白天一点事儿也没有，但是夜幕一降临，所有的症状就开始加重，她很害怕、恐惧，甚至因此出现了幻视、幻听，看到黑影和听到怪声。

你去医院找医生，做各种检查，可能就查出个骨质疏松，其他的一点问题也没有。

你不甘心，一次又一次地求医，一次又一次地失望。

医生说你没事，可是你就是痛苦难受，为什么查不出来？

家人不理解，觉得你娇气、矫情。

一遍一遍地被人否定，你开始怀疑自己了。

家人不知道听谁说的，说你是产后抑郁了，于是带你去看精神科医师，给你开了一些抗焦虑、抗抑郁的药，又说是什么躯体障碍。可是吃了也不见效。

更有一些老人迷信，甚至说是不是被什么附体了，为什么只在晚上发作，带你去看所谓的大师，弄些奇奇怪怪东西。还是没有用。

有多少人就在这种恐惧的情绪中痛苦地生活？

这些就是我碰到的各种产后病的一些症状的简单的汇总。

这是一群可能会被忽略的被抛弃的人，能够理解她们的人真的不多。

就算是我几年前，也是不轻易接诊产后病的，因为我受不了焦虑的产妇，她们甚至影响到了我的情绪，让我也产生了抑郁，于是我从中医的角度不停地去思索这些问题。

有的人病了十几年，有的人病了几年，也有的人病了几个月。

每当她们说出了她们的身体变化的时候，几乎没有几个人不声泪俱下，似乎终于有人能明白她们的痛苦。

为母不易，为医亦不易。

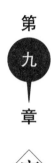

第九章

疼痛

# 关节痛的，我常用这个方①

大家治疗关节痛，诸方不效时，可以考虑试试甘草附子汤（请在医生指导下使用本篇文章涉及的药物和药方）。笔者初用此方时，是受门纯德老先生启发。

门老说此方是《金匮要略》治风寒湿痹的方子，也是他治疗"寒痹"的主要方子之一，要比"桂枝附子汤""桂芍知母汤"和"白术附子汤"的疗效好。

门老认为此方的主证是剧痛，关节不能屈伸。乍看此方，寥寥数味——甘草、附子、白术、桂枝。门老的用量，是每味药三钱。而且门老认为此方，药味，绝不能随意加减（这一点，笔者持保留意见）。具体医案，大家可以去阅读《门纯德中医临证要录》，兹不赘述。

笔者自阅读门老医案后，对此方一直跃跃欲试。

在用之前先分析一下此方与痹证的关系。

而在论这句话之前，笔者再引用姚荷生所著《中医内科学评讲》中一句话："疾病在祖国医学概念上，应该是致病因素影响机体失去生理正常状态而产生的病变。"

按着姚老先生对疾病的解释，我们如果反过来理解，就是治病，只要去除致病因素就可以了，为机体自愈扫清路上的障碍，从而激发和推动人体的自愈能力。

---

① 本文于 2016 年 8 月 8 日发表于"经方"微信公众号。

当大夫的，千万不要越俎代庖，以为用药物可就以替代人体的自愈能力。但也不要盲目等待患体机体自愈反而贻误病情，我们可以用天然药物激活和帮助机体自愈。

以下开始分析：

痹——风寒湿三气杂至合而为痹（本着但求其真、不求其全的原则，只讨论这个痹证的分型，热痹不在本文的讨论范围之内）。

只看这一句话，风寒湿痹，有多少致病因素在？有风有寒有湿。起码是三种直接致病因素。

至于间接因素，比如由这三种外因引起的气滞、痰凝、血瘀，或郁而化热，或本虚等，暂不考虑。

既然知道了至少有三种外因的致病因素，那么就接着分析一下本方的药物组成：桂枝——能祛风；附子——能散寒；白术——能除湿；甘草——调和诸药，缓和症状及药物的作用。这么一看，此方是多么的熨帖啊！

自此分析后，我对本方是深印脑海，一直等待着应用。

下面分享两例病案。

## 第一例

2015 年 9 月，老家一位长辈，女，六十岁，来寻我治疗腰痛。当时主诉为腰痛伴左侧坐骨神经痛三个月，左腿不能屈伸。医院查为腰椎间盘突出症，医生拟动手术治疗，最后患者抱着一丝希望，忍着剧痛，坐了两百多公里路的大巴前来就诊。

就诊时，只能坐半边屁股，查舌，淡胖嫩，边有齿痕，苔薄水滑。尺肤凉润，脉沉而缓。

我说，你这是个阳虚，是个寒痹，舌头这么胖这么水，表明水湿也很重。不管怎样，先开个方试试。

当时我就开了一个处方：生白术 45 克，黑顺片 10 克（先煎），桂枝 10 克，炙甘草 10 克，五剂，水煎服，日二服。

另再开两种成药，剧痛缓解后，用来善后服用，即金匮肾气丸与桂枝茯苓胶囊。

同时，叮嘱患者需长期忌口，尤其是瓜果生冷寒凉之品，伤阳又聚湿。

五天后，她来电反馈：五剂药服完，疼痛减轻很多，问需要再服吗？

我嘱再服五剂，之后，再服中成药。两月后反馈，腰部基本不痛。随访一年，未再发作。

## 第二例

2015 年 7 月 23 日，蓝某，女，三十四岁，主诉为背部肩胛骨缝处剧痛伴头痛，手不能抬，一天。

因为是老朋友了，在微信上让我救急，不能袖手旁观，凭我对她体质的了解，及当时她的饮食偏好和仅有的几个主症做出判断。

头痛——夏季空调风；背痛——太阳经所过处，应该有寒气（她家地处承德）；牵扯痛——寒主收引。我只能看到风与寒。

夏季，近期有进食过西瓜——我推测有湿。

就这么推测致病因素。

我给出甘草附子汤 [生白术 50 克，桂枝 9 克，熟附子 9 克（先煎），甘草 10 克 ]。还有一点，她的牵扯痛比较明显，是伤筋以及筋有寒的表现，而肝主筋，于是我又加上了一个散肝经之寒的方子——吴茱萸汤（吴茱萸 6 克，党参 10 克，大枣 10 克，生姜 6 克）。正好她也有头痛，一方两能。

我最后又加了一个枳壳 10 克，为什么呢？

毕竟天处于盛夏，这么多热药进去了，怕蓄了药的热邪，于是加了枳壳通腑气，让药物被人体利用后可以及时排出体外，不至于引起副作用。

但最后，她还是上火了——咽痛，笔者只好用保和丸来解除药邪。

随访一年，未再复发。

（注：这是我多年朋友，我比较了解她的体质等情况，才给网诊，读者不要误会。）

心得体会：

本方用于体寒之关节痛较好，尤其适用于痹痛初起，服下即令风寒湿邪散于无形。

我用此方，白术用生品，因生品有润性，量也大，量大运脾之力强，能加强肠道蠕动令湿从肠走，且有扶正作用。桂枝与熟附子及甘草，均有 10 克左右。

平素我还是使用本方的加味，但更多的时候，是用原方。

笔者用此方，治过肩周炎、腕关节炎、指关节炎，可以说，但凡身上关节疼痛，只要是以寒邪为主，就能有一定的效果。

指征还是按门老的来。

但我治时，会切诊，摸痛处及周边皮肤，多有凉感，皮肤也有湿润的感觉，如果皮肤太过干燥，可能效果会差一点，或据证再加味处理亦可。

临床要多变通，不可死守本方。

以上方药，请在医师指导下使用。附子有毒，个人不要轻易操作。

# 偏头痛的原因有这些，所以应该这么治

关于偏头疼，现代医学是这么定义的：偏头痛（migraine）是临床最常见的原发性头痛类型，临床以发作性中重度、搏动样头痛为主要表现，头痛多为偏侧，一般持续四到七十二个小时，可伴有恶心、呕吐，光、声刺激或日常活动均可加重头痛，安静环境、休息可缓解头痛。

好像现代医学找不出原因的疾病，就可以戴上三个字——原发性。

但是中医里，却是能找出一些很多现代人不能理解的病因，比如风寒（物理性因素）、瘀血、痰浊、血虚。中医治病的方法，就是解除病因，只要病因解除了，机体又有足够的能量自我修复，病就会自己慢慢好。

对于疼痛，无论哪种，中医其实有三种比较主流的观点。

不通则痛。由于瘀血、痰浊、郁热的存在，营养不能进来，垃圾不能出去。

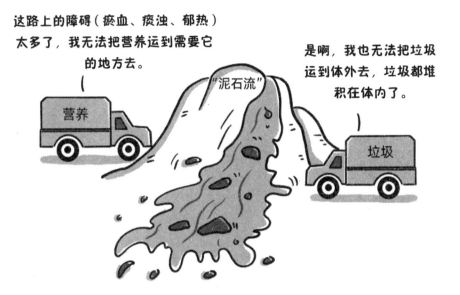

不松则痛。肌肉血管受凉了收缩，血氧就不够用了。

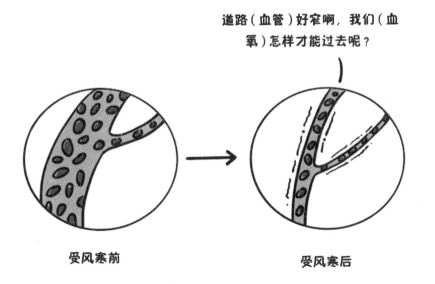

不荣则痛。血虚，不能营养组织，机体会叫痛，主人就会想办法解决。

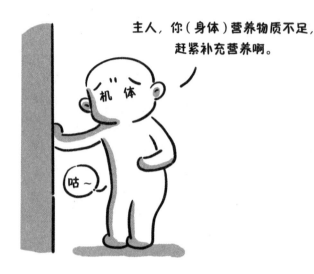

这是比较常见的三类病机，临床上，碰到这种的，我大多以当归四逆汤加吴茱萸生姜汤加减治疗。

对于偏头痛这种病，我的第一个患者，就是我太太。

刚认识的时候，我不知道她有头痛的毛病，后来发现，她不能吹风，一吹风就头痛，痛起来就要吃芬必得。她每次坐地铁、公交，帽子是必备的。

跟我在一起后，遇到头痛发作，我只会用灸法，哪痛灸哪，举着艾条熏风池。那会儿我没有深入研究这个病的治法，一灸就得举上一小时，也是只能缓解不能根除。刚开始，她又不肯让我扎针，没办法。灸完，屋子里都是味儿。

后来，她又痛经发作。

我给她用的是套方——首先是当归四逆汤（请在医生指导下使用本篇文章涉及的药物和药方），因为她寒重，我又加了吴茱萸、生姜、党参。

她慢慢地不痛经了，连头痛也没怎么发作了，再后来，她就很少头痛了。但是，她仍然不敢随便吹风，很注意保暖，平时坐公交、地铁还是要戴着帽子。

后来，我分析病因时，了解到她高中时课业忙，总是早上洗完头发，不吹干还滴着水就上学去了，路上头发都冻成冰条了，那寒气得有多重！受冷风一激，血管能不收缩？久而久之，机体就对低温敏感了，稍微有点低温刺激，大脑就条件反射地让血缩收缩，神经要是供血供氧跟不上，可不就得头痛发作！

大脑太紧张加上身体的低温，形成了一种势能一种惯性，只要一低温，就要保温，只要想保温，就得收缩血管防止散热。收缩久了，就痛了。

所以她这个头痛原因如下：吹风——有寒，血管收缩——有瘀，收缩久了不够营养——有虚。

自从对她用过这个方子之后，就成了我治偏头痛的一大利器！

但凡碰到头痛，特别是跟月经相关性密切的头痛，尤其是月经前就头痛的那种，这个方子，就是我打头阵的方子，效果非常好。

我们来分析一下这个方子：

活瘀血：桂枝、通草、当归——不通则痛。

泄寒浊：吴茱萸——不通则痛。

散寒气：桂枝、细辛、生姜、吴茱萸——不松则痛。

补营虚：当归、白芍、大枣、炙甘草——不荣则痛。

这么一看，是不是很熨帖啊？看完之后，有没有跃跃欲试的感觉？

有不少读者，喜欢看完文章，就自己回家试药，我劝你不要随便乱动，这可不是开玩笑的，别拿自己和家人当小白鼠。

你千万不要乱试——想试，一定要会加减，你没有这个基础功不行。

碰到个还兼有郁热的，你怎么办？

碰到个苔腻的，还有湿重的，你又怎么办？

碰到个舌头底下都是青筋血管的，你又怎么办？

你知道这个方子，在月经周期哪一时间段吃比较合适吗？

你都不知道，不知道就不要乱用，要有足够的基础，才能用好。

就好像你不够有力量，给你一把大刀，你也玩不转啊！那得要有关公的力气才行。

如果你不是专业医生，治病一定要找医生诊断后给你开处方，千万别自己给自己开药。

**附：**

### 当归四逆汤加吴茱萸生姜汤

组成：当归、细辛、通草、桂枝、白芍、炙甘草、生姜、大枣、吴茱萸。

主治：素体血虚，内有久寒，又复外受寒邪，手足厥逆，舌淡苔白，脉细欲绝，或兼见头顶痛，干呕、吐涎者。

# 痛风等慢性病，治好也需要患者的耐心

可以说，我每次上班，都会被一些急躁的患者问："我这个病多久能好，多少钱能治好？"

抱歉，我不可能给出一个答案。

医疗行为，目前没有办法明码标价，也没有办法计时。

我讲两个病例。

## 第一例

男患者，广西人，约四十岁，每隔半个月到一个月会来复诊一次。

他有精索静脉曲张，精子质量差——弱精。他还有痛风，经常踝关节肿胀，痛得不能行走，还有一个特别的症状，就是脚底心出汗——他脚底出汗非常厉害，每天出门回来鞋子都湿透了，必须要用吹风机把鞋子吹干，每天如此重复。除此之外，他还夜尿频多。

这是很典型的下焦湿热的病证。痛风的主要病机是湿热，脚底心出汗（在他这里是湿热下注），伴随着有阴囊潮湿。

那他的精索静脉曲张呢？这个是存在瘀血的问题。

他就是下焦有湿热，同时也有瘀血。

他夜尿频，大概率也肾亏。

然后我就给开了什么方子呢？——知柏地黄丸（请在医生指导下使用本篇文章涉及的药物和药方）。这个方子能补肾，同时去下焦湿热。再然后我合上什么呢？——桂枝茯苓丸。这个方子活血化瘀。再加些土

211

鳖虫等。

黄柏 10 克，知母 10 克，生地 15 克，熟地 15 克，山萸肉 15 克，山药 15 克，茯苓 10 克，丹皮 10 克，泽泻 10 克，陈皮 10 克，桂枝 10 克，桃仁 10 克，赤芍 10 克，土鳖虫 10 克，蛇床子 10 克，车前子 10 克，怀牛膝 10 克。

我就以这个基础方为主，给他前后调了有小半年。

他每次来都说改变不大，但是，慢慢地发现脚底竟然不出汗了。

经过半年的治疗之后，他来的时候，痛风发作的频率是越来越少了，夜尿也越来越少。

他以前发作的时候，必须要吃那些治痛风的西药——一旦发作脚就肿得不行，并且痛得不能走路，而且发作期可达半月之久。

但自从经过中药调理了这半年之后，他痛风的发作频率越来越少了，就算发作了，他也可以忍，而且一两天就消退下去了。

当然，痛风发作，是因为他不注意饮食，吃到高嘌呤食物。但是，发作的频率跟程度，都相较以前刚刚来找我的时候要轻很多。

这个就是一个很典型的案例——他是下焦湿热，有瘀血，合上肾虚。针对这些问题，我们用知柏地黄丸，合上桂枝茯苓丸，加上其他活血化瘀的药，再加上一些广东、广西的道地药材，比如千斤拔、千年健和牛大力等，用祛风湿又强筋骨的药物，效果会更加好。当你抓对了病机，用对了药物，他发作痛风的症状也好，足底出汗也好，精索静脉曲张也好，这些症状都能得到缓解。

当然了，他吃药的时间还不够长，也就是半年左右。（患者在广西，未能坚持复诊，我号源紧张，不好挂，所以中断了。）

但是他的各项症状都在逐渐好转，这给我们一个提示，就是说，有些慢性病，得的时间长了，治疗的时间也可能是需要很漫长的。

所以慢性病呢，要有方子，有方有守，我们才能够看到效果——王道无近功。

这种慢性病，它就是需要慢慢地改善患者的体质，一点一点地修复，不可能是迅速地治好，迅速地治好，反而可能不利于身体康复。

## 第二例

男，三十多岁。他是全身的筋骨交接的地方会觉得痛，扯着痛，按压也痛。

他平时还有腹泻、大便不成形的症状。经常要裹一条腰带一样的东西，但是他不是用来裹着腰，而是裹着肚脐，因为他的腹部不能见风遇冷，一遇冷则腹痛腹泻。

这是他当时治疗的主要症状。

治疗这个病，我用附子理中汤为主，当然了，没有用附子，去掉了附子，用葫芦巴替代附子。

就这么给他调理了有一年的时间。

他跟我讲，他不仅腹泻好了，肚子也可以不用东西包住了，他全身筋骨的疼痛也缓解了，基本上不疼了。

还有他以前尿酸长期是偏高的，这个他以前没有给我讲过，现在是属于正常值了。

我这个处方里面是没有针对尿酸的，因为他当时也没有讲这个问题。

另外，他已经异常十年的肝功能指标也越来越正常了。

所以，一个人正气足的时候，他的慢性病就能慢慢地改善。

附子理中汤这个方子，我不是完全照原方，我去掉了附子，然后有时候用巴戟天代替，有时候用仙灵脾代替，有时候用葫芦巴等代替。

用这个方子之后，他的脾肾功能都得到了提升，这样就能够代谢身上的湿邪。

久而久之，他的肝功能也慢慢恢复正常。

也就是说王道无近功，我们要改善体质，这个过程是很漫长的，这是需要坚持才能做到的事情。

以上两位患者，他们没有催我，也没有问我什么时候能好。

我就说，你吃吧，有好转就继续找我，没好转就找别人，肯定有比我强的人在。

他们一位吃了半年，坚持来；另一位吃了一年，也坚持来。

为什么？因为他们越吃越好了啊！

我也想有金手指，点一下病灶就没有了。但是我不是神仙啊！身体修复有它自身的规律！着急也没有用啊！再着急，有的病我也没办法迅速治好！

第二位患者是个高管，平素可以在办公室坚持健身，一开始对我不是十分信任，经常质疑我，但经济情况比较好，没有负担，就一直吃我的药，结果，这个患者就彻底好了，还带了他妈妈来看病，这是后话。

# 头痛到吐

2018 年 4 月 12 日那天，我接诊了一位女患者。她的主诉内容听起来很新鲜。或者，也可以当成一个疑难杂症。

元旦的时候，她和家人去爬深圳最高峰梧桐山，海拔近千米呢！山上风大，又是冬季，有风有寒，这就着凉了！

结果她伤风感冒了。

我不记得她有没有用药，可能是从社区健康服务中心拿了一些药吧。感冒的症状都消失了。但是剩下一个奇怪的症状——在白天 11 点到 15 点这个区间，她会突然全身冷战发抖，然后从头后至前额开始剧烈疼痛，痛不欲生，最后呕吐。整个过程约持续半小时，这半个小时中，后背和足底两处飕飕地往外冒凉气。

她的这种症状，大概每隔 15 天发作一次。从 2018 年的元旦到 4 月 12 日找我的这三个多月的时间里，她症状发作一直如此。

另外，她恶风恶寒，咽部有黏痰，舌暗红、苔薄水滑，脉左寸独旺，余沉数。

怎么辨这个证？用什么方子呢？

头痛欲呕，这个不是吴茱萸汤证吗？

吴茱萸汤证治的是厥阴头痛，肝经寒证的巅顶头痛，当然了，我也经常拿来治偏头痛，效果很好。

但是她这例则不同。她有明显的外感病史，经社区健康服务中心用药——我推测可能她是吃了抗生素或吊水，或自行服用一些感冒片，时隔太久，我已经记不起她的用药史。

我通过对其他症状的分析发现，她这个外感的寒邪，是没有完全祛除的，还停留在表部。

一是体现在头痛与恶风恶寒上。

二是她发作的时间，在白天的 11 点到 15 点，这个与太阳病欲解时相重叠，肯定是要考虑到太阳经上。如果是太阳经的话，你就不可能不考虑外感，哪怕她是四个月前着的凉，也是可以停留在表部不走的。

三是冷战，这个是机体自身的阳气想要祛邪，奈何就是差那么一口气，就是不够有力——每次她攒够 15 天的阳气，就想要冲击寒邪，可是冲不出去，只是冲击到胃，就造成她的呕吐。然后，进入下一个轮回。

四是后背有寒气，这是太阳经所过的地方；足底有寒气，这是少阴经，是表经的寒气溢到里经再经足底排出。

综上，我得出是病在太阳。

那么，选哪一个方呢？

是桂枝剂，还是麻黄剂？

很显然，她不是虚人感冒，她本身是有正气在冲击寒气的。

我选麻黄剂（请在医生指导下使用本篇文章涉及的药物和药方）。

那么，直接选麻黄汤吗？——不，我选麻杏石甘汤。

她咽部有黏痰，为上焦表部有痰湿。

她舌暗红，脉沉数，这是有化热倾向，因为外面包着寒，里面很容易化热，热了容易吐。

我开的药方如下：麻黄 10 克，生石膏 15 克，炒苦杏仁 10 克，薏米 20 克，射干 10 克，炙甘草 6 克。

三剂，水煎服。

加薏米，乃化麻杏薏甘汤之意，治湿。加射干，为利咽。

整个方子，是叶天士治音哑最爱用的一个方子。我用来治头痛。

除开了三剂中药，我还给她针刺了风池。

于 4 月 27 日随访，未再发作。于 6 月 10 日随访，未再发作。再于 7 月 17 日随访，未再发作。

《伤寒论》不能不熟，经典需要反复诵读。

叶天士，很好地发挥了仲景的学术。

而我，就用生动的案例翻译给大家看：只要用对了，中医很好呀！是不是？

# 十年偏头痛

女，三十七岁。

初诊，2019年11月6日。

主诉为反复偏头痛十余年。

患者十余年前，每次感冒时会出现偏头痛的症状，以左侧太阳穴处为主，服感冒药后头痛随之减轻。

这是有表证，服解表药可缓解，病起微时，人们多不在意。

患者五年前头痛开始加重，间歇性发作，且发作时间无规律，服中药治疗两年，时轻时重。

久病易虚，光解表，不补虚，则正气越来越虚。解表药会耗散气血，尤其久用，无论医者还是患者，都很容易只盯着表，不顾里。以前乡下很多老人头痛时喜服头痛散，初用则可，久用有害。

患者三年前到深圳定居并且产二胎后，头痛开始逐年加重，下午三四点开始发作且发作频繁。经期前后易发作。

因产后繁忙劳累，思虑较多，难以入睡，入睡困难时头痛亦发。

生孩子，是女人的一道大关，气血本就因养胎而耗去大半，加之原头痛久病又气血暗耗，此时双重亏虚之下，头痛自然加剧，连肢节都不能滋养而作痛。

患者2019年4月开始出现膝关节和指关节疼痛。服前药无效，来门诊就诊。患者面色暗黄，易怒，舌淡红苔薄，脉弱，诊为肝血亏虚。

处方：熟地30克，当归15克，山茱萸15克，白芍15克，蜈蚣1

条，僵蚕 10 克，地龙 3 克，柏子仁 15 克，炒酸枣仁 10 克，七剂，水煎服（请在医生指导下使用本篇文章涉及的药物和药方）。并且做温针灸治疗，穴位为风池、肾俞、太溪。

以养精种玉汤补益精血，再加虫类药搜剔络中之瘀（久病入络，尤其头痛）。

二诊，2019 年 11 月 15 日。

患者每次服药即头痛发作，越吃越痛，服完七剂后头痛程度减轻，但频率增加，伴心慌，指关节痛缓解，舌淡红苔薄白，脉弱。上方加麦冬 10 克，天冬 10 克，桂枝 10 克，温针，穴位为血海、足三里、太溪。

服第一次方，越吃越痛，其实是药物冲击病灶，但是停药后，总体症状是缓解的，证明大方向是对证的，宜守方。

我想，若是换一个医生，患者大概不会坚持，可能是出于对我的信任，出现这种冲击病灶的反应，还能坚持服用。因此，有时医生的权威，本身也是一味良药。

三诊，2019 年 12 月 2 日。

前诊处于经期，约四天后月经止，始服前方，服后头痛发作，气聚于前额，胀痛难忍，自行服两次午时茶后，头痛豁然消失。

这是一个很神奇的反应，久病体虚，服补药后，正气渐足，可冲击病灶，可是十多年来，仍有未散之表邪，此时邪正交战，正好误打误撞，服用午时茶，将表证散开，使正气做有用之功，将邪气一击而散。

随之将剩余中药服完，至今头痛未再发作，精神转佳，心慌亦未再发作，指关节仅剩右食指末端轻微作痛。睡眠佳，胃纳可，大便正常。舌淡嫩苔薄，脉软。

病情已入坦途，宜再补益气血。

开方如下：黄芪 30 克，当归 10 克，党参 10 克，白术 10 克，茯苓 10 克，炙甘草 6 克，酸枣仁 10 克，龙眼肉 10 克，木香 10 克，远志 10 克，熟地 10 克，白芍 10 克，山萸肉 10 克，蜈蚣 1 条，全蝎 3 克，僵蚕 10 克，地龙 3 克。

七剂，水煎服。

温针一次，穴位为血海、足三里、太冲。

四诊，2019 年 12 月 20 日。

服前方后头痛未发，后患者 7 日于海边开家长会，当天吹一天海风，即出现头痛症状，服前方后头痛即消失。

这仍是体虚之表现，但体质已较前要强，能承受一日海风，吹过海风，自然有表邪，但是正气一旺，则邪不可干。

月经周期为 19 天。指关节稍痛。舌淡嫩苔薄，脉软。

开方如下：黄芪 30 克，当归 10 克，党参 10 克，白术 10 克，茯苓 10 克，炙甘草 6 克，酸枣仁 10 克，龙眼肉 10 克，木香 10 克，远志 10 克，熟地 10 克，白芍 10 克，山萸肉 10 克，蜈蚣 1 条、全蝎 3 克，僵蚕 10 克，地龙 3 克。

七剂，水煎服。

温针一次，穴位为血海、足三里、太冲。

按：这个患者，于 2017 年时，带其子女来我处就诊，曾顺便服我开的药方，大体半夏白术天麻汤吴茱萸汤加减，并不诚心要治，有一搭没一搭地服药，故效果不明显。今年下定决心要好好治疗。

于是出现了开头的一幕，越吃越痛，越痛越吃，坚持服完，这是态度问题。双方有信心，一起对抗十年之病魔，所以有效，得十年来未有之轻松。

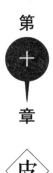

第十章

皮肤

# 荨麻疹一例

之前有一个小姑娘，工作了几年后，又去考个了研究生，去加拿大留学。她在加拿大生活了三个月，在那边也不知道是不是水土不服，然后就起了荨麻疹。

她找我看的时候，发病时间不长，才痒了四天。

正好赶上了圣诞节加拿大放假，就赶紧回来找我看病。

她这个痒，就是皮肤起风团，一挠一大片，瘙痒。她这个病白天稳定，晚上就发作。患者后来是一睡着就痒，痒了就醒。醒了再睡，一睡着又痒，很折磨人。

但凡是闭眼发作的病，阴虚、血虚的概率很大。

听过"神目如电"这个词吗？就是神的眼睛像闪电一样明亮（原意指天理昭彰，报应不爽），字面意思，就是眼神有力量。

听过"目击"这个词吗？就是武术界有种传说，某些厉害的人的眼神，像是实质性的攻击一样，能击倒人。

这俩词，就字面意思，都从不同的侧面表示着，"视"是一股能量。

闭上眼睛后，就是"内视"，能量往内流。如果内里阴虚火旺，你一闭目，能量又回流了，就会内热加重。

内热加重，必然是要形成气流，即风。

痒为泄风——把风放出去——起风团——释放能量。

另，闭目后出汗，同样是释放能量——盗汗。

说得有点远了。

我针对荨麻疹，有个习惯用方——人参败毒散。

可人参败毒散这个方子偏温，如果要用在阴虚的人身上，那就要加味。

败毒散是个系列方，众多败毒散排在一起比较的话，其实本身就形成了一种加减法。

我习惯以人参败毒散为核心来加减。

上面这个患者就是我用败毒散加味治好的。

以下是我开给这个患者的处方：

羌活 6 克，独活 6 克，柴胡 6 克，前胡 6 克，荆芥 6 克，防风 6 克，金银花 10 克，连翘 10 克，生地 30 克，地骨皮 15 克，桑白皮 15 克，丹皮 10 克，赤芍 10 克，玫瑰花 6 克，地榆 15 克，麦冬 15 克，玄参 15 克，葛根 10 克，升麻 10 克，赤小豆 10 克（请在医生指导下使用本篇文章涉及的药物和药方）。五剂，水煎服。

看上去加减得面目全非了，但如果理解了原方就会发现，都是有目的地加减，不是乱来的。

下面再讲一下原方人参败毒散，它有几个药对：

柴胡（升、微寒）对前胡（降、微寒）。

羌活（上、温）对独活（下、温）。

桔梗（升、平）对枳壳（降、微寒）。

以上三对药，是上下升降的调理气机的药，内有郁热，可以散之，总体寒热平衡。

薄荷（辛凉）对生姜（辛温）。

药方中人参（常用党参）——补气虚；茯苓——调水饮；川芎——散瘀血；炙甘草——缓中。

一个萝卜一个坑。

若是风寒重的，可以加荆芥、防风；若是风热重的，可以加金银花、连翘；若是血热重的，可以加地骨皮、丹皮、桑白皮；若是阴虚，可以去党参加生地、玄参、麦冬；若是血虚，可以再加鸡血藤、当归；若是阳明热盛，可加生石膏、葛根；若是被狂犬咬（这个我本人没有验证过），可加地榆、紫竹根（但在多本文献中记载，咬伤早期及时用，并加地榆 30 克，紫竹根一大握）。

所以，里面的药物，是可以替换的。

这个患者吃了两三诊的药就好了。

# 扎针治疗急性荨麻疹，见效真快

2017年2月26日，一位同事急性荨麻疹发作，全身通红，又热又痒，在诊室候诊时，抓耳挠腮，痛苦万分，最后，她插队进来。

此前另一位同事已经介绍过病情了，一进来，她刚开口，话说了才半截，我已经在她耳尖上扎上一针！

然后，她惊叫一声，我乘势，继续在她耳朵上扎，风溪、肾上腺、内分泌、神门、枕、肝穴，各扎上一针。

速度之快，在五秒之内完成，我恨不得身外化身，拍拍自己的肩膀说："范大夫，你真牛。"

最后，我问她："什么感觉？"

她说："第一针时，我全身就凉了，第二针，好痛，吓得我全身发麻了。现在，身上的痒，去了八成了。"

然后，我就再给她开了三服凉血祛风之药。

我接着便看其他患者去了，这时，一位患者说："我刚才在门外看她痒得很厉害，现在都不红了，针灸效果真是快啊！"

没多一会儿，这个同事又回来找我，说："能不能再给我扎一下啊？还有一点点痒。"

于是，我又在她另一只耳朵上，再扎一次。

她又说："身上好凉啊，好舒服啊，已经完全不痒了。"

按：后来，我又联系了该同事。她说是当时再吃了几天药后，就没有再发作了。

她在财务上班。我也不记得她是什么原因引起的急性发作，但是她来找我之前，有其他同事提前跟我打过招呼交代过病情了。所以，当她进诊室的时候，我没有让她把话说完，就直接施治。

当时，她的整个人就像是一个热气球，快要炸了，或者就是鼓起来的河豚。我就想给她戳破放气。（她全身皮肤通红，好像一只烤虾！）

什么最快？针灸最快！

耳尖先放血，这个泻热最快了。

风溪、肾上腺、内分泌三穴抗过敏；神门、枕两穴镇静安神；肝穴可以息风止痒。

所有的穴位，都是用针点刺放血，放一点点就够了。

因为是点刺放血，所以速度可以非常之快，因为我耳针已经非常熟练了！我可以马上让你知道什么叫又快又稳，肯定还不疼！

附上当时的药方：

荆芥 6 克，防风 6 克，白芷 6 克，赤芍 15 克，生地 45 克，地榆 15 克，槐花 15 克，丹皮 10 克，丹参 30 克，茜根 10 克，小蓟 10 克，紫草 15 克，大青叶 10 克，薏米 30 克（请在医生指导下使用本篇文章涉及的药物和药方）。

# 血热型荨麻疹，用这种治法真有效

## 写在前面的话

今天复习一下自己以前写的《我的荨麻疹治法》。其实，一年多来，我仍然秉持这种发清两用的法子，不过用的方子更多了而已。

我治疗的荨麻疹，病程最长的，有三十多年的荨麻疹患者，吃过非常多的药，最后到我这里治疗，就这样一边发，一边清，一边养，反反复复几个周期，算下来，治疗了也有小半年了。

患者原来每天痒的，到现在一周发作一次。治疗过程中，身上皮都脱了几层。这个过程，其实就是把病邪，从深处一点一点地往体表发掉。

这病邪为什么这么深？其实都是以前用的药方向不对，一点一点压进去的。

荨麻疹这病，也说不上是病。最初起的时候，自己痒痒，也就过去了。可是一旦用了药去止痒，去控制，表面上看起来不痒了，其实是压进去了。只要时机适宜，又会发出来，你再用药止痒，又压进去了。就这样，年复一年，把这个痒给"攒"起来了。病就越来越深了，也越来越难治了。

荨麻疹一般到我手上，其实是要熬过第一关的，就是把这个病邪发出去，那就是会痒得难受得很——抓心挠肺的痒，身上挠出血痕都可能。但是很多人不理解，第一步就放弃了。

其实，不只这个病我会发。很多内科的病，我都会用发的方法。有些鼻炎、腺样体肥大，我会发得鼻水流上几天。有些四肢冷的，我会发得两个手掌全是湿疹水疱。有些湿热痤疮或脂溢性皮炎的，我会发得满脸通红瘙痒。有些失眠的，我会发得尿频不休。有些关节冷痛的，诸药无效的，我会发得泻水，甚至晕厥过去。有些喘证，我会发到发烧。有些痛经宫寒或经血血水分离的，我会发出好多血块来。

各种由里及外地发出病邪，症状五花八门，不懂的人，早就吓退了。

学中医治病，一定要学会把深的病邪往浅的地方引，最后给放出去。

## 我的荨麻疹治法

近几个月，我是这么治荨麻疹的，先发（激活），再清（抑制），再发（激活），再清（抑制），轮替治疗，效果确切。湿疹亦同法。

下面第一位患者，就是按照上述方式治疗的，轮替两到三回，以后只要注意饮食，就没事了。

几个方轮替使用的方法，其实在十年前的时候，我就模仿过《经方实验录》里曹颖甫的用法。他用麻桂剂后，会用清热药收官。我那时候懵懵懂懂，学了一下，却没有一直坚持使用。后来到2008年，一位老人家告诉我"九补一泻，九泻一补"八字心法（其实我也分不清，是久补还是九补，九和久发音一样），当时也试过，但不成系统。再到后来，也就是今年，学习了门纯德老先生的联合方组，才正式用得多了起来。

有些患者会发现，我经常会给他们开一到三个方子，轮替服用，效果可能会更加好，就是上面所说的原因。当然，这只是我个人的粗浅使用经验。

你要我说出什么新东西，是不太可能的了。其实什么话，都让古人给说掉了，我只不过是又说一遍而已。

我用的方子，也是几百上千年前的东西，我基本上没有自己组过方子，都是用的古人的成方，在成方上组装而已。

在治疗荨麻疹的时候，首先判断一下这个患者的热证有多重（血热为常见证型，故以此为例），如果患者的病邪只是在表的话，就是他的病邪还比较浅的话，我就直接用辛凉的药——用以辛凉解表，还有凉血、活血的药，用这样的药，就能够把热及时地透出去，但是用凉药是顾忌的：寒则涩而不流，也用凉药引起气的流动速度减慢，怕把热留在深处，所以用辛凉药的时候，稍微佐一点辛温的药，让它（病邪）走得更快一点。

如果患者的热毒比较深，就需要如下操作。

第一步：因为热毒比较深，就需要把热毒先透表——把热毒挖出来、透出来。

一般情况下，让病邪行走速度比较快的药是热药，用了热药、辛温之药之后，患者深处的热毒就往外走，但是用了热药之后，会加重他的热，加重他的风，让它产生更痒的感觉，甚至流鼻血。这种痒让患者很难受，所以这时候稍微加一点辛凉的药物，让患者没那么难受，患者里面的热毒又能透出来，这是辛凉的药物起了反佐的作用。

第二步：等患者透了表，将深部的病邪引到表面之后，我再转为以辛凉的、凉血的药为主，并在里面加一点辛温的药，一举透邪外达。

等操作完第二步之后，重新再操作第一步，也就是说在治疗热毒比较深的患者的时候，需要循环操作第一步和第二步——你每挖一点深处的病邪到了表层，再用凉药透出去——挖一下，透一下，一点一点把最深的热邪给发出去，从而达到治愈的目的。

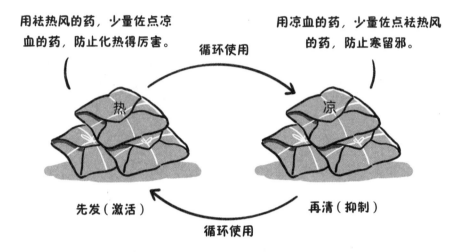

用祛热风的药，少量佐点凉血的药，防止化热得厉害。

用凉血的药，少量佐点祛热风的药，防止寒留邪。

循环使用

热

凉

先发（激活）

再清（抑制）

循环使用

不过，最后还是得注意饮食，光靠医生是不行的，而是需要医患配合。这里没有办法展开来细讲。

反正对这类带过敏性质的皮炎，这么治法，有一定的效果，仅供各位同行参考。非专业人士不要随便模仿处方，吃坏了是很麻烦的。

下面是两个真实案例。

## 第一例

在给第一位患者治疗之前，我告诉他，喝了中药之后的前几天，荨麻疹会发得更厉害，但是只有发掉、发完了，才算真正的好。如果用药物压下去，以后还会复发。

炙麻黄9克，熟附片6克（先煎），细辛3克，黄芩9克，生地30克，荆芥6克，薏米30克，徐长卿10克，赤芍10克，生白术45克，枳壳10克，苍术10克，厚朴10克，陈皮10克（请在医生指导下使用本篇文章涉及的药物和药方）。

五剂，水煎服，每日一剂，分两次服。忌瓜类、水果类、生的、冷的。

他吃药吃到第四天的时候，身上各处疹子开始发出来了。

我让他吃完五服药后，吃以下的方子，这服药主要是用来清的：

桑白皮10克，地骨皮20克，赤芍10克，生地30克，黄芩10克，荆芥10克，防风6克，白芷6克，茜草10克，丹参10克。

五剂，水煎服。

他吃完这些药物以后，偶尔有个像蚊子叮咬的包大小的荨麻疹。在此之前，他身上总是起一个又一个的荨麻疹，很多甚至有鸡蛋大小。

## 第二例

另一位患者是以前采访过我的主持人鲸雅女士，我也是给她用了先发（激活）再清（抑制）再发（激活）再清（抑制）的轮替治疗方法。

发方：生麻黄3克，炙麻黄3克，熟附片6克（先煎），细辛3克，生白术45克，枳壳15克，苍术10克，厚朴10克，陈皮10克，地骨皮15克，怀牛膝15克。

三剂，水煎服。

清方：桑白皮10克，地骨皮15克，赤芍10克，生地30克，黄芩10克，荆芥10克，防风6克，白芷6克，茜草10克，丹参10克。

三剂，水煎服。

她每次吃完药，就会感觉很困，脸上比之前更痒一些。后来是脸上痒、红、肿，皮肤摸起来粗糙，有部分小面积的脱皮。她继续喝药，后来就不怎么痒了。脖子那里还有些痒和起皮，脸上基本不痒了，也稍微光滑了一点。

我让她先吃发方再吃清方，吃完算一轮，吃了三轮。她吃完药以后荨麻疹好了。不过，后面因为休息不好，又复发了。最后仍然用这个方法治愈。

第
十
一
章

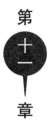

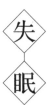

# 治疗失眠，关键是要治心

治一男性患者失眠症，效果良好。该患者四十七岁，北京商人，失眠一月余。

患者因情志上受到重创，以致耿耿于怀，如芥蒂在胸、如骨刺在肉，整宿睁眼至天明。后从其友处购得进口安眠药，服药后，每夜能入睡一个多小时（有副作用，就是整晚阳强不倒，想必是牛膝一样的引血下行功效），白天仍要应酬生意。

经人介绍，寻我处就诊，原则上不经中间人递话诊治，奈何其求诊意志坚决，遂问其平常精神、饮食、作息、二便及体格强弱，再附一张舌苔照片。

患者精神佳，平素作息规律，坚持运动打高尔夫，二便正常，体格算强，但常应酬饮酒，肥甘厚味也免不了（多食化成痰），看舌苔，白色厚厚一层布满整个舌面而有腻感。

证候：肝胃不和，痰湿阻络。

处方：柴胡 10 克，枳壳 6 克，白芍 10 克，厚朴 6 克，苍术 15 克，陈皮 10 克，法半夏 10 克，浙贝 10 克，郁金 10 克，鸡内金 10 克，夜交藤 30 克，合欢皮 30 克，元胡 30 克，甘草 6 克（请在医生指导下使用本篇文章涉及的药物和药方）。

三剂，水煎服，每日一剂，早晚分服，最好睡前两小时一服。

方解：

1.情感上隐曲难伸，肝气郁结，予四逆散。

2. 肝气横逆犯胃，脾胃不和难以运化食物，其饮食负担又过重，故显为苔厚痰湿难化，则阻碍卫阳入营阴以致难成眠，以平胃散加郁金降胃利胆化湿，法半夏、浙贝、内金化痰——利胆即疏肝，胆降肝升。法夏热而浙贝凉，同用则平，协同化痰。

3. 以专病专药处之——夜交藤、合欢皮，另元胡除有中枢镇痛作用外，还有中枢镇静作用，可催眠。

当日服中药即停西药。

患者服用一剂之后，当夜即有困意，但未成眠。

患者服用二剂，有两段睡眠，一段一个半小时，另一段近三个小时，中间尿频。患者自叹，一个月来从未睡眠超过两小时。

患者服用三剂，分四段睡眠，每段约一个半小时，每段都被噩梦惊醒，兼尿频，中间半小时后能入睡。

三天后，二诊，惊气（噩梦）先入心，宜养心，原方加炒酸枣仁30克，一剂。

当晚出去应酬喝酒，未服药，安睡六小时。

隔日，三诊，上方停服，再加葛根15克解酒伤，三剂。

一周后随访，睡眠能保证六小时。

失眠这种问题，只要心里装事，药物取得的疗效十分有限，如果心里放不下事，即便当下好了，没多久又会复发，所以治心才是关键，但化痰湿法真的是作用广泛。

# 老年人失眠的治疗，常和年轻人失眠的治法不一样

说实话，老年人失眠这个病，特别不好治。

年龄摆在那，脏腑也好、经络也好，都有老化与瘀堵，就像是年久的老房子，看上去是一个完整的房子，打扫得也干净，可仔细去观察，发现天花板渗水、墙角积灰、水管生锈、门轴涩滞、窗户裂缝等。

给老年人开药，他们吃了不像年轻人效果那么好。

打个比方，天热睡不着，要安个空调，结果墙老化了，松软了，连个钉子都钉不稳，这空调自然就挂不上了；又或者墙是好的，但是，房子住久了，有感情了，各种利用不上的东西舍不得丢，堆满了房子，也没有空间可以安装空调，也就只能继续晚上热得睡不着了。

临床上，遇到这类患者不少，有虚的病，要补吧，没空间可以补，里面痰瘀太多；有实的病，想攻一攻，又怕伤了正气，毕竟墙都松软了。投鼠忌器，顾头难顾尾。

有一天，我遇到一位七十多岁的患者，他是来看脑梗的，身上没有偏瘫症状，就是磁共振成像查到有腔梗，想调理一下身体。

我问来问去，也没问出什么有用的，主要就是头晕，但又不至于天旋地转。看他的脸吧，通红通红的。虽说现在没有偏瘫症状，保不准哪一天就病情加重了。

再问下去，他还有口臭、便干等问题。他说话声音还挺大。陪他来的儿子说脾气也比较倔、暴躁。

我看看舌头，热象不是很明显，舌色正红，苔薄润，没毛病，但看

舌底部吧，挺多蓝紫的小脉络。

再一摸脉，那个脉呀，弦——硬——快——弹手——有力，再重重地按……底下有点空。

最后，他又不经意提了一句，睡不太好。当时，我没有特别去管这个兼症。

我开了五剂药。

患者服用后，反馈头不晕了，特别又跟我说明，说睡觉很舒服，好久没睡过这么沉了。

我回头翻了一下方子，是很常用的方子——镇肝熄风汤（请在医生指导下使用本篇文章涉及的药物和药方）。从此之后，这个方子，成了我治老年人肾阴亏肝火旺的一个常用方子。

同时，这个病案也给了我一个很重要的启发。那就是，治疗老年人的失眠，有时候很可能就是要按中风来治。

虽然他来看的是失眠，如果普通方法无效的情况下，我会把这个失眠当成中风来治，通常会取得意外的效果。

但并不是所有的失眠，我都使用这个镇肝熄风汤。比如痰证重者，我会用半夏天麻白术汤加全蝎等其他息风安神的药；比如瘀血重者，我会用补阳还五汤加减治疗，有时也能取得意外的效果。

但无论如何，老年人的失眠，治起来，都不会是轻松的，通常无效的多。追究原因，多种多样。有些本身器官老化了，这个人力是无法逆天的；有些老人爱吃补药、喝药酒，这些药和食物具有兴奋性；有些老人和子女相处得不好，心中有气；有些老人带小孩，太过操劳；有些老人，丧偶，相思、忧郁过重；结果，就是失眠，不好治呀。

第十二章

气血津液

# 病有深浅，治有难易，更有运气

我只想对比一下两个患者。

第一位患者是个九岁的小朋友，2016年3月26日到我这里首诊，一直治疗到2016年10月29日，他的咳嗽一直断断续续，效果时好时坏，中间还放弃了，后来还是找我继续治疗。

谁能想到这么点大的胖小子，一派寒象，却是用清燥救肺汤（请在医生指导下使用本篇文章涉及的药物和药方）收官的！何炎燊先生都是用这个方子治疗严重的肺心衰病的。我却只是拿它来治个咳嗽。

第二位是七岁的孩子，他也是咳嗽，仅仅用了升阳益胃的方子，而且仅仅一剂就咳止。

两个医案一对比，一个人治了半年，另一个人治了一诊，找谁说理去？

同样的病，病有深浅，治有难易，找谁讲理去？

是的，第一例的小朋友，我花了七个月时间，前面不能说没有效果，但是极微，亦有反复。

后期，其父亲咳嗽，亦是在我这里看，用的是千金苇茎汤，效果很好。

随即关联到清燥救肺汤，给小孩用上，才收的官。

以下是第一位孩子的家长在2016年9月30日在微信上给我说的话：

范医生，我儿子上次在您那开了三包药，您说试一下的。他喝了第一包，第二天起来拼命地咳，一直不停地咳，而且嘴巴有点红了，我就把他的药给停了。

后来一整天都很少咳，没有前一天那种咳喘了。

第三天我就又把药煮了给他喝，不过是一包药分两三天，每天只喝一次，一次就几十毫升。

另外，就是范医生这两次开的阿胶粉感觉很有效果。

这两天孩子就很少咳嗽了——就是偶尔一两声咳嗽。早上有时候也没有咳嗽。我先观察这几天有什么变化，暂时看已经好很多了。

不过还是得继续观察一下，我也不敢大意，毕竟这病都那么久。谢谢范医生。

我前面说过她有段时间曾在我这里放弃了治疗的事，她是这样说的：

其实中间放弃的那段时间是朋友建议去香港治疗了，朋友介绍的香港医生，说是专门治咳嗽，看样子也很厉害，挂号费要七百一次。

我狠下心，决心给儿子看好，多少钱也得带去。因为朋友说那医生很好。我带儿子去治疗过两三次，最后还是没治好。医生的治疗方案是跟这边一样，开的消炎药、抗过敏药以及喷鼻子的激素。吃了没太大效果。真的是走投无路了。幸亏最后还是回来找您治疗。

当然，也有好治的，就是下面这种，这种咳嗽是我患者人群里概率比较高的，治疗起来就跟喝水一样容易，两三下就搞定。比如其中一位家长在微信上给我这么说的：

> 范医生，您真神啊，自我儿子吃了昨天来的药才一服，今天一声都没咳了，如果要治好是不是还是要吃一个月的药呀？

因为小儿大多吃坏了脾胃，吃坏了则脾胃虚，脾虚则生痰，肺贮痰，为排痰而咳。

李东垣写了一部《脾胃论》，其中一篇名为《肺之脾胃虚论》，里面有个方子，叫升阳益胃汤，针对此类型虚型的咳嗽，效果特别的好。

如果再认真学习一下，还有一篇论文叫《肾之脾胃虚论》，还有个方，叫沉香温胃丸。

这就是要看会不会学习并且用得好了，如果学好用好，也是能治不少病。

最后一例的患者是嘴唇内侧长了一个囊肿。这个患者的病我从来没治过，连名字都叫不出来。后来向前辈打听，才知道这个是什么。

不过，这不妨碍我去治它，虽然叫不出个名字来，但我觉得这就是一个小痰核、小瘀血，它的根在脾胃地界上。

后来知道叫唇黏液腺囊肿，就用点针对病机的药——消瘰丸化痰、三棱莪术活活血，再加点异功散调调脾胃，效果不错。来复诊时已经消得差不多了。

医生与患者之间，确实是需要一种缘分。

能不能看好病，中间的影响因素——天气、饮食、情绪、作息、家庭关系、服药主动性、身体素质、猪队友①（乱给治疗建议的人）、判断力、学识和疾病观等——太多了。

———————

① 猪队友一词最早来自团队合作游戏。指像猪一样蠢的队友。为戏谑的称谓。

比如，本来天很凉的，我开了温药，结果第二天，太阳暴晒，这个药本来不上火的，可能就上火了。

比如，我看舌苔干净，本来想补的，结果晚上出去应酬，吃了一堆东西，再补就上火了。

比如，本来调脾胃的，结果在公司跟上司吵了一下，脾胃便不动了，被肝木克得死死的，再吃药，没用。

比如，本来这药不上火的，结果昨晚吃饭、唱卡拉OK，吃喝玩乐了一夜，这药就没用了。

比如，本来控制好饮食的，让脾胃慢慢恢复活力，让胃休息的，爷爷奶奶带了一堆零食来，说"你妈妈平时虐待你，啥也不给你吃，爷爷奶奶给你买"。好了，前功尽弃。

比如，我这药吧，要趁着月经来的时候打瘀血，结果，你出去旅游了，把药停了，回来再喝，好了，又错过了时机。这条，我真的很烦，但是我也没有办法，经常开了药，人就出去旅游了，作息饮食一乱，又添了一堆毛病，又要从头再来。

比如，本来开出的正常药量，结果，你身体实在是太弱了，承受不了药力。（这条，一般取决于医生的判断力，出现的概率比较低）

比如，本来你好好吃着药的，身体也在慢慢地康复的，刚好碰上个半桶水的人，给你推荐其他的什么疗法去了，又中断了，或弄坏了，回过头来找可靠的医生。

比如，判断力，这个就是对医生技术的判断力了，相信一些地摊医学杂志、电视、广播上的养生杂家的东西，这个就没有办法了，弄坏了，也没有人对你负责。

比如，有人总有三服药必须搞定的观念。我说了，急病，比如感冒，可以一服药退烧。可是如果是慢性病，你换哪种医疗也一样慢，不信你就拿个高血压试试，让你吃一辈子药的。慢慢得的病，只能慢慢地调回去。调得太急，身体受不了。有些事情不要那么着急！

比如，医生的学识确实不到位，对疾病认识不够深刻，这个也算影响因素。

你看，看好个病，是不是没那么简单啊！

能看好一个病，简直是前世修来的福分啊，是医生的福分，也是患者的福分。

# 因湿致虚方

大概是 2011 年左右吧。

那会儿，我辞了工作准备考研，可不能总复习啊，总有无聊的时候！

有次瞎逛，跑到深圳同学租的房里落脚，顺便看看能不能提前先找找工作！同学也无事，我们就又约了几个同学去串门。

其中，有个同学开了家小卖部，是在一个我忘记了名字的镇上。那小卖部在东莞的一条大路旁，总之那条路很大很宽。路的旁边是城中村，小卖部是位于城中村小路通往大路出口的转角口。冬天的时候，那个转角口，就是个风口，风呼呼地吹个不停，二十四小时都有风的感觉。

这个小卖部一楼卖东西，上面是住人的小阁楼。

小阁楼里待不了几个人，我们就在一楼闲聊，我感觉被吹得都可以拍飘柔的广告了。总之好冷，我一个下午都待不了，赶紧打道回府！

走时，我说，天天这样吹，你这里的风，都可以把人的魂吹散了！

过了几个月，我在深圳的三九门诊部上班了。开小卖部的同学来深圳上淘宝的培训班，顺便来找我看病。

我问他怎么干淘宝了。

他说那个店退了。

他来找我的时候，是个什么状态呢？就是整个人头耷拉着，毫无神气，感觉到整天很累，才到中午就已经没有神气了，想要睡觉，另外他还提到大便不成形。

我看了下他的舌头，暗淡，胖大，齿印深，苔白滑腻滴水。

他的问题，一是阳气不足，二是因阳虚已生湿，三是因湿又耗气再度伤阳，形成了一个循环。

我当时在他小卖部的时候，就强调他的居住环境的问题。我劝过他要搬开的，但是他为生活所迫，没办法，毕竟要养家！要不然谁愿意没事天天吹风，你当谁都是风一样的男子啊！

一方面，这个风要祛，湿要化；一方面阳气要补，可是不能峻补，要轻补脾气以转脾化湿。

我思前想后，想起了一个方子——何炎燊先生的加减清气饮（请在医生指导下使用本篇文章涉及的药物和药方），这个方子化湿很好用，但是何老的加减清气饮补性不强，我就又在他的基础上加了点补气药，最后形成了以下这个方子：

炒苦杏仁9克，桔梗6克，蝉蜕3克，绵茵陈9克，藿香9克，苏叶6克，神曲9克，谷芽15克，陈皮3克，法半夏6克，茯苓9克。

我再加太子参10克，白术6克，仙鹤草30克，木香3克，砂仁3克（后下）。

化湿要先行气，行气要调肺，肺主气。苦杏仁、桔梗可以行肺气，蝉蜕可透气；绵茵陈从下利湿，而藿香、苏叶可从中从上芳香化湿；谷芽、神曲消食，助中焦，给中焦减压；陈皮、法半夏、茯苓，是二陈汤，可化痰。

以上十一味药，何炎燊先生说，湿温初起，比三仁汤好用。

我在这个方子的基础上，加太子参、白术、木香和砂仁，就有了香砂六君汤方子，这个方子健脾化湿，可补气虚。

又因为他疲劳感较重，再加仙鹤草，这个药被称为脱力草，可缓解疲劳。

以上诸药，我常用来作为因湿致虚的调理。大概给他调理了一个多月，他的精力就恢复了，又让他喝了一阵子牛大力五指毛桃炖猪骨汤调养。

其实这个方子，只是中级调理。最后，一定还是要和补肾方药交替服用，才能最终断根的。

# 用四妙丸治疗湿热下注，还要注意气虚问题

四妙丸这个方子，百度百科中是这样解读方义的：

> 方中以黄柏为君药，取其寒以胜热，苦以燥湿，且善除下焦之湿热；苍术苦温，健脾燥湿除痹，共为臣药；牛膝活血通经络，补肝肾，强筋骨，且引药直达下焦，为佐药；诸药合用，共奏清热利湿之功。
>
> 临床可用于治疗湿疹、丹毒、湿热痹、慢性渗出性关节炎及小儿急性肾炎。

这个方子，我常用于治疗湿热下注的阴道炎，阴道或外阴瘙痒，白带黄黏或如豆腐渣样。

可是用这个方子治疗的时候，往往初用有效，再用效果差。这是怎么一回事呢？

很多人只知道湿热下注，却忘了，久病之人多虚。

尤其是一些女士，图方便，就吃一些消炎药，或塞药，或用洗药。却没有去改变根本上的体质，这个和只知道单用四妙丸有什么区别呢？

尤其人到中年，平时久坐，缺乏锻炼，或饮食伤阳，导致气虚，平素说个话都没有力气，再吃个消炎药，人就更受不了了。首先就伤了胃气，吃不了东西，怎么补气？如果再吃了凉物，伤了胃阳，更补不了气。

这种情况之下，阴道炎就会反复发作。

邪之所凑，其气必虚。

你治了标了，把湿热祛掉一部分。可是气虚了，一会儿身体自己就产生了湿气，湿气就会下注，郁了之后就生热了，有湿有热，就滋生微生物了，然后微生物就开始繁殖了，然后就开始痒了，白带臭了，豆腐渣样白带就又来了。

所以，在用四妙丸（请在医生指导下使用本篇文章涉及的药物和药方）的时候，你不兼顾虚证不行。

如果你在用四妙丸的时候，可以加一点党参、白扁豆、茯苓、牛大力、狗脊、蜂房等扶正之品，会大大提高临床疗效。

# 退烧后，出疹子——湿退热出

2019 年 8 月的时候，我家孩子六六的表姐——当时是四岁半，她是六六大姨家的孩子——病了。她大姨给我发过来信息说小孩子喉咙痛、发烧，问我怎么办。

开始的时候，是某个周日，她好像还没有发烧，只是说喉咙有点不舒服。

后来到了下周的周一早上，她就发烧了，于是六六的大姨给我打过来电话，我当时在开车，没接到。后来六六的大姨给留言，我看到了，她发烧了，喉咙痛。

具体留言情况是这样的："她发烧了，但是精神头还行。她屁股沟热，后腰热，小手和小脚热，但是屁股蛋不热。我看嗓子也挺好，能看到有一点点红，我给她喝了点保和茶（请在医生指导下使用本篇文章涉及的药物和药方），她喝的时候有点嗓子疼。"

我告诉她接着喝，另外加上小柴胡。

第二天的时候，六六的大姨说孩子早上退烧了，嗓子也不疼啦。她又给女儿喝了点保和茶和小柴胡颗粒。

我让她去看了一下女儿的嘴里，她说喉咙和上颚部分有红点。

开始我以为这只是个疱疹性咽峡炎，我就叫她女儿吃葆通茶<sup>①</sup>——

---

① 葆通茶：作者自拟经验方，组方为山楂、麦芽、木瓜、代代花、鸡内金、沙棘、莱菔子、橘皮、茯苓、紫苏籽、淡竹叶、栀子、蒲公英、布渣叶。

平时教给家长自己处理内有食积，并有郁热往外透发的时候，我都是让吃保和丸和小柴胡颗粒。这个退烧效果是非常好的，这是经过了大量的验证的。

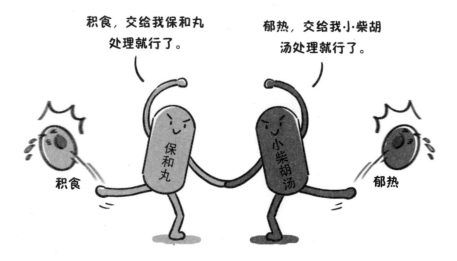

有些小朋友咽不下保和丸，所以我就用葆通茶搭上小柴胡颗粒。

葆通茶搭上小柴胡颗粒有一个很好的清内积、透郁热的作用。

葆通茶是加强版的保和丸，里面透郁热的药物比较多。清胃火的有布渣叶、蒲公英；清心火的是淡竹叶、栀子；清肝火的是木瓜、玳玳花。

葆通茶这个方子，心肝胃的火都可以透发。

胃肠道内部发热，往外辐射时肯定是把热先传到半表半里，这个半表半里就是少阳，用小柴胡汤是非常好的。

柴胡加上黄芩透郁热，这两个药组合起来就能够退烧，退烧的效果是非常明显的。有人不理解为什么会走到少阳，我讲的这个少阳，是手少阳三焦经。

三焦是个什么地方，是个决渎之官，就是说，所有产生的垃圾会弥漫到三焦去，三焦也是元气的通行之道，就是说，三焦既是一个能量池，同时它也是一个污水池。

所以，阳明的湿热痰热，会走到三焦去。所以，我会用小柴胡颗粒清三焦的痰热湿热。

但是有一个问题。就是退完烧之后啊，它有一个症状，叫湿退热出。原来湿就像个笼子，热就像被笼子困住的老虎。笼子被打开了，就是老虎出笼了，很可能就要搞一下破坏，再回到山林。

葆通茶里面呢，有不少祛湿的成分，像布渣叶、淡竹叶、蒲公英这些都能够祛湿热，祛中焦湿热、阳明湿热。湿去掉的时候，热就成了孤身，孤身了，就要走。

本来热跟湿是纠缠在一起的，比如热是个氢气球，湿就是那根系住气球的绳子。我把湿去掉的时候相当于把绳子给剪断了，气球往上飘了，就是热就要往上攻、往外攻。

这就是湿退了热要出来。

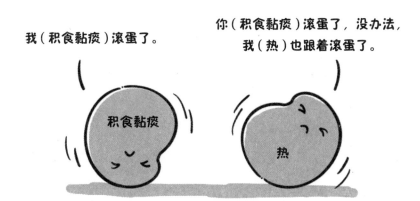

怎么去判断有没有湿热呢？比如这个发烧，身上的热是不均匀的，臀部这个地方烧不起来，不是全身通热，一般头热、脚凉就是有湿热的存在。

当全身发热，喉咙又红又肿痛，手脚却冰凉的时候，这种一般是有东西（如湿、痰、食、瘀）困住了热，透不到全身，这叫困兽。

当你把这个湿退掉之后，里面热就要出来。

可是热出来的时候，它不仅仅只有热度出来（手脚转暖）。它还会有各种表象出来，比如流个鼻血，身上出个湿疹、荨麻疹。

就像幼儿急疹一样的，他身上一定要出疹子，颜色要鲜，出透了，这个叫顺证。

如果说这个出疹子出了一半，颜色暗淡，隐没了，突然收回去了，这叫逆证，这个是很糟糕的，严重会死人的。

疹子一定要往外透，透好了，这个顺证透完了病就好了。

那么一开始我认为这是一个疱疹性咽炎，后来发现其实我错了。其实这个是烧退了之后，湿也就跟着化了之后，这个热就要出来了，这个出来的时候皮肤就起疱疹。

其实这个是手足口病，手臂上、屁股上都开始长了一些水泡。六六的大姨就很紧张，问我有没有关系。

我就给她解释了，说没有关系，这是一个顺证。

湿退了，热要出来，但是不可能一下子所有湿全退完，所以热出来的时候会带一部分湿出来。那么就会起疱疹出来。

这只是一个表象，还有一些热出来会带出风来（热极会生风），带风出来后，可能会把荨麻疹或者湿疹带出来，皮肤就会出现瘙痒。

这个湿退热出在外感病（尤其是湿热病）里面是最常见的一种现象。关于这个现象，我经常劝家长不要过于担心——出疹子是个好事儿，能透发出来都是好事，脏腑里面的病能够往外透达的都是好事。

比如，我治疗了一个小女孩，她的湿疹出现在了足太阳膀胱经昆仑穴的位置上。

刚开始的时候，昆仑穴的周围是一大片的湿疹，像鸡蛋那么大的面积。

我用治膀胱经湿热的药给她治完之后，她的湿疹就退了。

我当时跟她讲，如果你脚后跟这个地方不出湿疹的话，它就会从你的尿里出来，那就是尿路感染了。

这是我的理解——如果湿疹不从这个地方出来，它一定要找个地方出来。所以我用药物把它清完了之后，湿疹这个也跟着好了。

也就是说，我们不管治哪一种病，只要它产生了一些我们身体不需要的东西，比如风、热、寒、毒，这些东西我们都要往外透的——给病邪以出路。

六六的表姐已经退烧了，但是后续的出疹子呢，可以出三五天甚至一周。

我后面就让她一直吃葆通茶，接着通脏腑的气。

以前我写过一例足阳明胃经上地仓穴的湿疹——患者地仓穴有两块很大面积的湿疹，这个是胃经经过的地方，反映的是胃的湿热。

清完胃的湿热之后，他脸上的湿疹也跟着好了。

所以我们治病的时候一定要懂经络，还要懂得机理，就是说，要懂病理的变化及病势走向。

最后我们要明白：治疗这种疱疹性咽峡炎也好，疱疹也好，手足口病也好，会从皮肤走。

当患者烧退了之后，它里面的困兽要放出来了，就像水壶里面水沸了，要喷蒸汽出来，像流个鼻血，皮肤起个疹子，这都是很好的顺证的一个反应，所以患者（家长）不需要过于担心这个问题。

　　酒家湿胜于内，暑邪秽气亦由口鼻而入，内外相因，延蔓三焦，汗多寒热不解，非风寒从表而散，头胀脘闷，呕恶而渴不多饮，两足反冷，是热在湿中而来。古称湿上甚为热，不与伤寒同论。

上面这一段内容是叶天士的《叶氏医案存真》书里的，里面讲到了湿热的发热——汗多，寒热不解。什么意思呢？就是他湿热发烧了，你给他发汗，他也不会退烧。

特别是有一些小孩子，你用美林发汗，发完汗后，烧也不退，那是因为他有湿热，湿热弥漫三焦。这种发烧是因为湿热造成的。

由湿热造成的发烧，虽然这个人发烧，但是他的两个脚是冷的，是热在湿中而来。古人已经给我们讲得很清楚了。

如果你善于读书的话，你就能从那么几句话里面得到很多信息。然后你再把这个知识运用到临床上。这叫什么？叫知识变现。

就像我在门诊经常碰到发烧的孩子，有时候他虽然发烧，但是我一摸他手脚凉，特别是脚特别凉——最直观反馈的就是他发烧时脚冷，这种情况大概率是湿热。

如果患者是寒呢，他是整体寒，他口腔打开喉咙也是凉的，就喉咙颜色是淡的；如果是湿热呢，他手脚凉，但是你打开看喉咙那个地方，他的喉咙是红的多。

所以，学习中医就是一辈子都有的学，每天看病遇到疑难杂症，你回过头去反思、去总结的时候，这是一个经验，你看书的时候发现前辈的经验，然后两相印证一结合，这会让你猛拍大腿——你会感觉冥冥之中古人在手把手地教你。

如果你在门诊上碰到了一个患者，跟古人书上说的竟然是一模一样的症状，那么你马上就能够很深刻地理解这个机理了。

作为一个现代的人，仍然能保持着古代的人的中医思维，是一件难能可贵的事情，你只有跟他们思维同频、同调，你才能够去感受他们当时的状态，去理解他们说的话，然后能够成功地去借鉴他们的经验。只要道理相通了，我们选的药可以不同，但理要同。

另外，有时候，我的文章里会讲超过读者的知识结构的内容，讲出来你不一定理解。但是慢慢随着你的知识结构增加后，我们出现交集，你就会理解了。

面对这种情况，需要我们看病的时候，一定要有一个动态观，不是用静态的思维去看这个病。

就像我们读书包括学习医书一样，你不要说这个医书里的医案没有结尾的，都不知道这病结果怎么样。

我们要用动态的思维去看这个问题。

看书一样，看病一样，看微信公众号也一样，我们不要断章取义，当下的所有的文字记录都是片段，不能还原本来面目。

包括现在我所写的东西都是片段，因为一个人的人生是漫长的，当下的很多问题，表面上看，是即时发生的。但你仔细一推敲，其实是事前就有很多事件堆积在一起，到了一种程度，一定的机缘巧合，才爆发出来而已。那我们就要反复去推证，去推导源头是什么。

更主要的是，我们该怎么样做呢？

我们一定要加强基础知识的学习，才会有动态的逻辑在你的大脑里面，而不是患者说什么，你就马上出方。患者来了之后，我们了解到他的情况是处于一个动态之中，在哪个期间哪个环节？然后根据这个期间的状况用药。还要会判断给他用完药后会有哪些反应，要知道怎么收尾，然后把这个病治好。还要告诉他怎么巩固，要改掉哪些不好的习惯等。

当然这是理想状态，很多时候达不到这样的要求。

很多时候患者吃药，吃了一半坚持不了，可能是沟通没做好，因为患者不可能具备医生这样的专业知识，医生几十年攒下来的专业知识他理解不了。

就像我天天在门诊看大量病例，见到了非常多的人，聊过非常多的天，知道非常多别人不知道的事情。

我对患者说这事情要这样做不要那样做的时候，我可以解释也可以不解释，而有些患者的观念是固定的，你要去改变他的观念很难，他需要系统的、深入的学习。人往往都是有惰性的，所以不了了之。

其实看中医的文章都是有门槛的，你必须具备一定的知识之后，才能去看另外一些内容，要不然一下也接受不了这些。

像有时候我说你们不要吃酸奶，但有些人来我会让他吃酸奶。

有人说，那你不是自相矛盾吗？并不是的，要看当下情况决定适合不适合吃这个。

就像一个女士，平时跳跳就漏尿。我用温阳的方子——附子汤、真武汤给她调理了段时间，把肾阳暖了，就不漏尿。她今天来怎么又漏尿了呢？因为她这两天买了十个西瓜，吃了就又漏尿了——西瓜利尿，它把热力利出了，没阳气了，就固不住尿。

我看了特别多尿床的孩子，就是因为吃火龙果、西瓜、猕猴桃吃漏尿的。

所以有一部分人我让他们忌口，有一部分人我不让他们忌口。

一切都是因人而异、因地而异、因时而异。这是千变万化的，不能贴标签。

包括保和丸，你吃了之后，身体通了就好了，但你再天天吃，当然不行了。

知识的积累过程是漫长的，你们不停地学习中医，有一天你们会觉得自己顿悟了。然而你们以为是自己顿悟，其实往往不是的，这个顿悟是有基础的——知识是渐渐地消化、理解，然后积累起来，之后你把所有内容串起来了，这才是顿悟。

如果某个人的中医知识是一张白纸，你跟他讲中医基础理论，这不是浪费时间吗？

我们学中医不要着急，持续不间断地学习，到了很多年后，总有一天你会明白。你看了那么多病后，你会理解。

　　但是，失之毫厘谬以千里，有时哪怕两个字你理解错了，就可能会产生很大的影响。

　　不理解、走错路，都没关系，人生不可能不犯错，犯错了改正就好。

# 晚上睡不着，白天睡不醒

这几年，遇到不少晚上睡不着，白天睡不醒的人，尤其金融证券类行业的、创业的和学生中的追剧追小说追漫画的人，还包括我这样的喜欢夜读的医生。

其实，真的睡不着吗？是舍不得睡，抑或没办法睡？

很多人的主诉是失眠。

他说，医生，我失眠两三年了。

晚上睡不着——一开始，不是睡不着，就是熬夜，后来，慢慢地，就真的睡不着了，入睡困难，不到两三点，没有睡意。

再做一张 PPT 就睡；再看一章小说就睡；看完这集影视剧就睡；打完这局游戏就睡；嗑完这袋瓜子就睡；吃完这顿宵夜就睡；还有一种人，他是做完这道数学题就睡……

更多的人是看微博、微信朋友圈、微信公众号、抖音……

他们对着屏幕"哈——哈——哈，呵——呵——呵"，然后一看时间，咦，凌晨三点了啊？！

睡吧！

这是一种惯性。

这就是拖延症好吗？

拖延症，熬夜，伤了肾精，熬夜是在透支肾水。

水不涵木，久而久之，木就变肝火了，上炎了，不仅入睡困难，还耳鸣，还口苦，还长痘。

还有一种人晚上睡不着，是因为长期家庭和工作的压力大造成的——要交房租了；要还贷款了；这个月业绩冲不上去了；晚上要辅导作业；儿子又生病了；老公怎么还不回来；老婆怎么跟别人跑了；父母又生病了；毕业论文怎么弄；月底要交稿子了……这些，都是一种情境压力。会让人产生焦虑的情绪，让人处于一种战斗或逃跑的应激状态，而这种状态，都会调动人体的一切资源，优先服务于这些需求。

如果是长期的这种状态，超过了人体的负担，就会让人的调节能力失调。比如，最常见的就是失眠。

还有一种，就是突然的、剧烈的或者长期的情绪刺激。比如，因为带娃问题，和老公吵了一架；因为辅导作业，骂了孩子一顿；因为中了彩票，高兴了一晚上；因为吃了三文鱼，害怕了一晚上；因为做了一次体检指标稍异常，担心了一个月；因为失恋，伤心了很长时间。

针对以上情况，都可以归为肝气化火，进而干扰心神，需要从疏而调。

可以先用两组药（请在医生指导下使用本篇文章涉及的药物和药方）：

第一组，清肝——桑叶、丹皮、栀子。

第二组，镇肝——夏枯草、钩藤、牡蛎、石决明。

以上都是因，同时也是果。

以上情况都是在透支，人的心境不平和，即透支生命力。

到了白天，肾气不够用了，不能振奋阳气，肾火不能生脾土，脾脏化生气血不足，人就会困顿。你以为是可以睡一觉补过来的吗？那是不可能的。

那怎么办？晚上吃安眠药，白天喝咖啡？

你这是混搭养生吗？还是朋克养生①？

①朋克养生，指的是当代青年的一种一边糟蹋身体一边自救的养生方式。

那白天睡不醒，该怎么办？

以我临床的经验，还是选两组药：

第一组，补气阴——生脉饮（党参、麦冬、五味子）。

第二组，补气 [有形之阴不能速生、无形之气所当急固（改了一个字，血改为了阴）]——四君子汤（党参、白术、茯苓、甘草）。

那么问题来了，这四组药，如何搭配？

桑叶、丹皮、栀子、夏枯草、钩藤、牡蛎、石决明、党参、麦冬、五味子、白术、茯苓、甘草。

这个组方，一定要在中医的指导下服用。

当然，要根据患者的兼杂症进行加减比较好。比如我用得最多的就是兼湿的人，加枇杷叶和绵茵陈。

那么问题又来了，各用多少克？出于安全考虑，就不写了。你要治病，一定要找专业的医生先诊断再开方子，千万别自己给自己开药。

最后，晚上十点前可以睡了。

把手机放在你双手够不着的地方。

# 他不是真的懒，他是得了"懒病"

不自夸也不自黑，我这个人打小有点小聪明，小聪明的意思就是喜欢偷懒——我小学的时候就是仗着自己的记忆力好，学习就没有上过心。那时候又没有什么补习班，所以一天到晚就是玩。

上小学的时候，要考试了就看看书或者干脆不看也能考得不错。可是上了初中就不行了，这种小聪明是没有用的，成绩就掉下来了，但还是没有去好好学习。到了初二的一次期中考试，我又临时抱佛脚。在此之前，我是从来没有在晚上九点以后睡觉的。那天我第一次熬夜，开着台灯复习到十二点。然后就坏了。第二天醒来脑子就成糨糊了，总是昏昏沉沉的，像没睡醒，分不清现实和梦境的感觉，思维变得缓慢，人就变得更懒了。每天想睡觉想补觉，可是睡再多也仍然是这样，恢复不过来。然后到小诊所看，医生说是神经衰弱了，给开了安神补脑液，然而并没有什么用。这种感觉一直持续到高中才缓过来。那会儿我不懂中医。

肾主骨生髓，脑为髓海，所以脑力就是肾力。

从来没有努力过，没有循序渐进让大脑慢慢适应，突然就熬夜到十二点，用脑过度，脑子就受不了了，一下子就伤了脑筋了。这个跟肌肉一样的，如果你平时没有跑步锻炼，突然去跑个一万米很可能就跑出横纹肌溶解、酱油尿或猝死什么的。

所以我当时就是"伤脑筋"了，说白了就是伤到肾精了，可惜当时不懂补肾。

从医多年，出于职业的习惯，学会了从医学的角度去观察人。有些小孩就是不愿意出门玩，他们被家长带出去玩两下就喊累。要么就是不愿意学习，学习也喊累。无论体力和脑力，他们都没有持久的耐力，说白了就是没有意志力。脾主意，肾主志。

意志力就是要脾气和肾气来支撑的，所以学习好又精力充沛的孩子，先天的肾气是不错的。即便不足，后天也可以补一点。

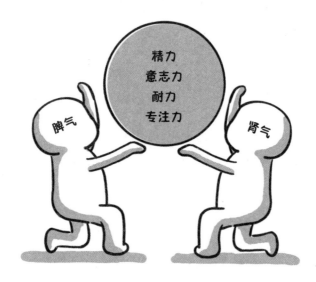

我门诊上，有很多初中和高中的学生因为学业压力大来调理，为了保持学习的精力来调养，效果还行。他们喝了补药以后，上课能集中精力了，做作业也没有那么累。不少高考还考得不错。其实在古代就有这种方法。比如明朝龚廷贤所著的《万病回春》书中就有状元丸——服之能日诵千言，胸藏万卷；孔子大圣枕中方——每日煎汤服，心通万卷书。

其实这是一种常规操作。懂的人自然懂。初中时家人要是有人懂得，我可能高考会考得更好。

话说回来，其实人的精力是一直在往下消耗的，不是睡一觉能解决的。

人到中年尤其明显，带小孩是很耗精力的事情，带小孩的时候别说财务自由了，各种自由都没有——没有吃饭自由，没有睡眠自由，没有上厕所的自由，没有上班自由，没有写稿的自由，各种没有自由。

要是小孩要上学的话，家长付出的精力更多，很多人以为生完小孩就完事了，却没有发现小孩前几年需要陪伴的时间非常多——陪吃，陪睡，陪跑，陪跳，陪玩游戏。而这些是非常消耗精力的。通常的情况是，跟着娃跑两步，我就累了；我已经困得不行了，小孩还精力旺盛。

生小孩之前，一定要把自己的精气神补足。要不然生完后，人会萎靡得非常快。

肾主精，力又出于筋，肝主筋——要有精力就要肝肾旺盛。

肝肾不足的人累得快，每天上班就已经消耗完了，回到家啥也不想干。你让他带孩子下楼，他也懒得动。你成天说他懒，其实他也不是懒，就是亏虚而已。别说带孩子了，就是房事都提不起精神。这种情况一样要补肝肾。不是不想带孩子，实在是没有精力带——要是精神好，我可以带着孩子去开坦克。

再往下说，你看看老人，很多老人带孩子，没带多久就腰酸膝痛，全身筋骨作痛。

肾主骨，腰为肾府；肝主筋，膝为筋府。说到底还是老年人肝肾不足。进入老年本应静养，结果还要带小孩，连中年人都顶不住的消耗，你让老人来一顿燃烧。筋骨缺营养了，可不就要作痛？就算不让老人来看孩子，你看看到了下午，打瞌睡是不是老人的常态？看着电视睡着是不是常态？老人的精力越来越少了。电池已经衰减到储存不了多少电量了，所以老人也很累——他不是懒，他是累。

人这一生就是在耗散。

还有人问补药吃着还好，一停就原形毕露。有人问桃嬿膏（一款药食同源植物饮品，内含补益气血成分）吃着的时候啥都好，睡眠好，头发也不掉了，各种好，停了就不行，这是不能停药的节奏吗？

我告诉对方：这是你的消耗大于补充，没有静养。

这么说吧，花无百日红，人无再少年。

精力的巅峰已经过了的人，后面的人生就是补补，维持而已。除非你能做到没什么烦心事操劳，每天开开心心，早睡早起，饮食清淡，适当运动。

2014年我刚写微信公众号时，三十周岁的我精力还算旺盛。文章的风格也是犀利，嬉笑怒骂，从来也不提补法。

现在几年过去了，有了两个孩子，家里的老人也更老了。你看我还有精力和人争执吗？你看我是不是经常提补法？为什么？年纪上来了呗！人亏虚了呗！家里囤了一柜子补药。

往后的人生，除了站桩就是时不时炖点补品了。痰湿、瘀血什么的，偶尔用用药就行了。

说到底，以前我还是太年轻不懂事，现在懂的时候，也只能亡羊补牢了，人到中年就是要面对各种状况。

# 你有没有气虚

气虚是一步步发展下去的。

一开始，最常见的表现如下：

气短声低：吸不进气，上不来气，说话小声，小媳妇儿样。

少气懒言：说话都觉得不够气，说多了累，不想说话。

精神疲惫：思维迟钝，无精打采，反应慢，对事提不起兴趣。

体倦乏力：四肢无力，有时酸软，走两步就累。

脉虚，舌质淡嫩。

头晕目眩：尤其是久蹲后，起立得猛了，或者躺着的时候，起急了，就会眼前发黑，昏懵。

自汗：比别人出的汗多，汗味较淡。

动则诸证加重：以上的所有症状，都是活动后会加重，这提示着气虚，这是一个非常关键的证眼，体现在放学后、加班后、熬夜后、运动后，尤其加重症状。

一个人要出现以上气虚的问题的时候，用四君子汤（请在医生指导下使用本篇文章涉及的药物和药方）、异功散、六君子汤来治疗就够了。

如果一个人已经有上述的气虚的问题，继续发展下去，就会出现以下问题：

重者气陷，一切需要上提固定的形体脏腑，都可能下垂，比如眼睑下垂、面肌下垂、溃疡面的上升修复慢、胃下垂、肾下垂、子宫脱垂、脱肛、脊柱难挺立等。

眼皮耷拉：气下陷了，眼皮都抬不起来，重者，就是世界性难题的重症肌无力。

面肌耷拉：就是笑不起来，笑的时候需要调动三十六块面部肌肉，脾主肌肉，你笑不起来，大多脾气虚了；还有就是老张嘴闭上不，这是咬肌无力，尤其多见腺样体肥大病久者——气虚了，哪怕鼻子通气了，还是习惯性张口呼吸，其实这哪是习惯性，就是肌肉力量不足，脾主肌肉，气虚了，结果脸上的肌肉无力，所以老是张着嘴。

溃疡面的上升修复慢：气虚的人溃疡面（口腔溃疡、胃溃疡、肠溃疡、皮肤溃疡、眼球溃疡以及身上一切地方的溃疡的溃疡面）是一个凹陷，这就是气下陷的一个表现。这个凹陷的面，是需要上升来修复的，但是由于气虚的缘故，无法上升填满，这就是气陷，也就是气虚了，需要补气才行，所以一些补气的方子，就能治这种慢性的溃疡。

脘腹的下坠感：内脏的固定，是需要肌肉与韧带的力量来固定的，这个就需要气。气虚了，自然没有力量固定，就会下垂了。

体态的固定：要有好的仪表，也是需要足够的气来支撑的。比如抬头挺胸立正，都要全身的骨骼肌来参与。肌肉的力量不足，就会出现总是抬不起头、溜肩膀、驼背、垮腰。结果就会造成别人玩的时候也不想叫他，有一份工作也不想用他，因为这个人，有气无力，仪表差，办事能力肯定不行，其实没有朝气，就是气虚的一种表现。

当一个人气虚导致了以上状况出现的时候，常用补中益气汤、升陷汤治疗。

另有气不固者，主要体现在排泄物的无法固摄上。包含有哪些排泄物呢？泪、涕、汗、口水、尿、大便、月经、精液，甚至算上从母体娩出的胎儿。

气不固摄，经常无故流泪、鼻涕倒流、自汗、流涎、遗尿、大便失禁、崩漏、遗精早泄、滑胎小产。

有形排泄物的固定需要气的维持，无形排泄物（思维、语言）一样需要气的固定。

如果气虚，思维就会乱飞，话就会乱说（这一条，我提供给精神科的医生作为参考，补气可以参考治疗一些多动症）。

以上症状，用的方子，稍复杂一点，就不举例了，因涉及的脏腑较多，不同脏腑的气虚用的药不同。

最重者气脱，元气虚到不能支持着人保持清醒状态，呼吸微弱而不规则，汗出不止，口开目合，全身瘫软，二便失禁，等等。

气脱证，一般用参附汤或独参汤。

# 为什么这么容易发脾气

一个人为什么这么容易发脾气，或者为什么这么没耐性？

某天看诊，其间有一对母女。在给女儿看的时候，母亲代诉什么情况，女儿都要制止并发脾气。

当然，这肯定不是单方面引起女儿发脾气的，母亲也有一点责任。按她自己的说法是更年期遇上叛逆期了。

我给慢慢看诊，看完了。给小朋友说了几句。我说，其实你妈妈不是想脾气坏，是她身体不好，你看，有血尿，肾不好，心肌也缺血，身体不好会让人脾气变差。你吵完一时痛快了，可是要是把你妈妈气没了，你后悔都没地方后悔。

当然了，我的话比较委婉，没说那么重，但是就是这么个意思。

我说："你作为女儿，表达你的意见也没有错，只是沟通的时机不对，换个对的时机再沟通就不会吵了。我们做一个温柔的人好不好？"

我又问小姑娘："你知道人在什么时候会容易发怒吗？"

她答不上来。

我自问自答，罗列了几种常见情况。

## 第一种：累极了

你看，人在累极的时候，是不想说话的，谁跟你说话，你都觉得烦，给我滚远点，让我清静下。是不是这么个情况？

比如你今天上学，先是体育课跑了一千米，然后又做了三套练习题，又上台表演了节目，最后还值日打扫了卫生，刚放学想好好休息一下。你妈妈拉着你去舞蹈班或数学班上课。上完了课，回家还要做作业，这时你还想听谁多说一句话吗？听到人喊你的名字你就火了对不？

换个角度想一想，你妈妈上了一天的班，或者不上班，先送你上学，然后买菜，在家打扫了一天的卫生，把攒了几天的衣服全洗了又晾了，再花了一两个小时做饭炒菜，一身的油烟，刚想休息一会儿，又想起降温了，给你爸爸送衣服去，回到家一看时间又要接你放学了，然后还要送去培训班。你看累成这样了，听到有人一直喊她妈妈，她也不自觉地起了火了，再加上辅导作业，这个就更不用说了。

那么我们想想，底层的逻辑是什么呢？

累——精力耗尽。

精力耗尽的本能需求——补充精力。

这时作为个体潜意识中的第一个任务或唯一任务是恢复精力。

恢复精力就需要集中精力做一件事——休息。

休息需要摒除外界的一切干扰。

摒除干扰的方式就是自我封闭，形成保护圈。

只能用语言形成保护圈——"战争"即争吵。

战略目标——吵完后会有相对的独立的"保护圈"。

不需要与外界沟通或拒绝沟通，本质是为了补充精力，或是减少精力的继续消耗，因为精力过度消耗会影响生命，所以这是自保。

因此累极了发脾气的底层逻辑是为了自保、为了补充消耗的精力，说白了就是补虚。


## 第二种：饿极了

说起来我还挺惭愧的，当我饿极的时候，我会极度烦躁，特别没有耐性。

有一次差点和妻子吵了起来。还好刚起个头就发现：我是因为饿了。

我饿的时候，心里只想着一件事——赶紧把事忙完好吃饭。

如果饿的时候没有吃饭，就会在心里埋怨：怎么还没有忙完？怎么又有事了？

一直拖下去，饥火就变成了怒火了，然后就控制不住了。

本质上，饿了的目标且唯一目标就是吃，排除一切干扰就是要吃，集中精力就是要吃，谁挡着我吃饭谁就是我的"敌人"。大概这个时候，人的潜意识里就是这样的。

护食是动物本能，饿了的人会没力气，头晕，心慌，手抖，冒汗……

如果不补充食物，就会有生命危险。

争吵是"战争"的一种模式，是为了摒除干扰形成一种"保护圈"。不让人靠近，是为了进食或护食。

所以饿了发脾气本质上为了进食，说白了还是补虚，恢复精力。

## 第三种：困极了

知道"起床气"吗？

小孩刚睡醒的时候——被吵醒或者被叫醒，如果他还没睡够的话，脾气是很大的。可以理解为了阳未潜入阴中。

其实不管大人小孩，如果睡意十足的时候被吵到，脾气都是很大的。比如你想午休的时候，孩子来吵到你，你是不是火很大？你困得想睡觉的时候，孩子偏偏要拉着你让你陪他玩，做各种游戏，你是不是很难控制情绪？

困的时候发脾气是引战，是为了隔离交流，形成自己独立的"保护圈"，从而达到自己的战略目标：睡觉——休养生息——恢复精力应对日常事务。

困了睡觉本质上仍然是为了补充精力。没休息好的动物是很容易被天敌猎杀的。所以困了发脾气仍然是自保。

综上所述，累极了、饿极了、困极了，就容易引战争吵——目的均是想要一个独立的恢复精力的空间与时间。

因此只有精力充沛的父母才能和颜悦色地与孩子交流，才能父慈子孝。

但是如今这个时代，哪个父母不累？

仅有少数父母大鱼际丰厚，先天和后天真气充足。

普通的父母，几个熬得了夜？几个加得了班？几个出得了差？几个应得了酬？

回过头来还要天天盯着班级群看看老师又布置什么任务了；还要看看老人吃没吃药，身体好点了吗；还要去看看自己的体检报告"三高"降了没。

人生没有容易的事。

生病的人脾气也不好。生病的人尤其是中年人，大多气血耗散，不足以维持这么多线程①的工作——顾小顾老最后再顾自己，发现精力根本不够用，人又老，钱又不够用，只能发发脾气，想躲会儿清闲，可又哪来半点清闲？

想要精力充沛，只好多补气血了，这就是为什么很多人反馈喝了桃嬫膏或归脾汤后脾气变好的原因。

这世界大概也只有中医才能补气血了。

如果觉得你想要吵架了，请等一等。换一个时机，在不累的时候，在不饿的时候，在不困的时候，在精力充足的时候，再进行沟通比较好，精力充沛，耐性加倍，气血充足，家庭和睦。

---

① 多线程，是指从软件或者硬件上实现多个线程并发执行的技术。这里是指一个人同时做很多事情。

# 中风，人人都可能是局中人

中风这个病，非常凶险，人人都可能是局中人——几年前，我母亲脑梗发作的情形仍历历在目。

我母亲是虚证，发作比较缓慢，可以容我慢慢调方。如果有昏倒、不省人事的状况出现，治疗起来需要更紧急。

若是闭证，即牙关紧闭，口噤不开，两手握固，大小便失禁，肢体强痉这种类型的中风，可以用泻法在手足十二井穴<sup>①</sup>放血，一时之间怕找不准穴位在手指、足趾尖放血也可以。

怎么放呢？家庭最简便的是可以使用测血糖的采血针来放血，很方便。

十二井穴的具体位置，可以通过网络搜索的方法具体了解。

扎之前，先把手指撸撸，从指根往指尖方向撸，将血先挤到指尖，这样放的时候，才有血出来。

---

① 井穴，五输穴的一种，穴位均位于手指或足趾的末端处。《灵枢·九针十二原篇》：所出为井。也就是指在经脉流注方面好像水流开始的泉源一样。"井"为地下出泉；形容脉气浅小。全身十二经脉各有一个井穴，故又称"十二井穴"。具体如下：少商（肺），商阳（大肠），中冲（心包），关冲（三焦），少冲（心），少泽（小肠），隐白（脾），厉兑（胃），大敦（肝），足窍阴（胆），涌泉（肾），至阴（膀胱）。

如图所示：

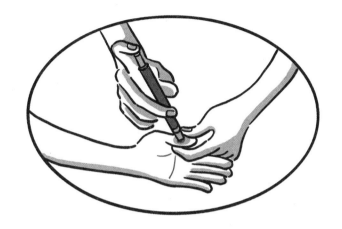

总之学学，说不定哪天就派上用场了。

我想起一段话来：我们掌握中医知识，更多的是增进对自己身体的了解，并在必要时，把中医作为我们每个家庭自救的武器，使得我们在紧急情况下，或者医疗系统崩溃时，仍有所寄托。

讲到这里。我又想起了 2005 年的时候，我在祈福医院实习，在自然疗法中心有一些中风患者。我亲眼见证了眼针的神奇——有位中风后遗症患者，他的左半身偏瘫，经眼针治疗（取了眶外上焦区等），当场左手就抬了起来。这是我见过的最神奇的一幕。

"眼针疗法"是由彭静山老前辈所创，在治中风后遗症这一块有独到之处。

另如指尖放血，操作简单，人人可学，尤其为人子女，更要留心，谁知道明天和意外谁先到呢？有备无患。

治疗中风，针药配合效果更好。

中医有很多经典的方子，如补阳还五汤、地黄饮子等。

先把中风的急症处理完，保住命，后遗症可以慢慢针灸治疗、中药治疗。治疗中风，确实中医比较擅长。

# 我的提神药

大家一定要精精神神，只有身体好，才能挣大钱。

希望大家不要让长辈牵挂，不要好高骛远，做一个踏踏实实、勤奋工作的人。

赚钱什么的，只要踏实干就好了，能挣多少是多少。

但是有一点，不能太工作狂了，有钱赚还得有身子骨去花是不？身体是革命的本钱！不要去透支身体。

某天，在微信朋友圈看到夷梦说，好困啊，每天要靠咖啡才能保证8千字的工作量，度寒让她别喝咖啡，改喝红茶，因为度寒的工作量是每天要写2万字。

现在知道我们写作圈子里的人，写起文章来有多猛吧？

我能写这么多医学文章，那也是当年混小说界练出来的！

言归正传！

我就拆台了，我说："度寒，你们这全都是在透支精力啊。"

工作的时候精力不足，不能通过咖啡或者茶来打起精神。要节省精神！工作能减，还是要减一减！不能减，也不要透支，实在要透支，就补补！

我来分享一款提神组合。

下面先脑补一下常见场景：很多男人，每天下班后，往沙发上一躺，就跟一摊烂泥似的，眼皮都抬不起来了，吃完饭，就困得不行了，碗也不洗，也不帮忙打扫卫生，也不帮忙给孩子洗澡，只会把脏衣服、臭袜子往那一丢。

而一边把洗过的衣服刚晾完后的太太，正准备跟老公说两句话，已经听到打呼声了。

你说，家里的女主人能不生气吗？

男人在外面忙，女人在家带孩子，做饭，收拾屋子，洗衣服，拖地，刚拖完的地又被男人踩脏了，再拖一次，接着又要洗碗，日复一日，条件差一点的家庭，白天还要出去上班。

女人晚上想找男人说说话，怎么就那么难？心里一堆的苦，怎么就没有人给说几句贴心的话呢？

男人出去上班，一天都没说过话了，回来，竟然还是没精神说话。这日子怎么过啊？

一天没什么，两天三天，一个月，两个月，一年两年，不打仗才怪呢！

这女人是要跟男人过日子的，不是跟一摊烂泥过日子的。

以上情景，在生活中有很多相似的情况。来门诊看病的，这类患者太多了。肝气郁结啊。光逍遥丸有用吗？这时候，可能只有温柔的老公才是良药。

而男人这种犯困情况，在我看来，常以两种原因为主。

一种是脾虚湿困。这种多见头沉重，像布包着一样，饭量变小，容易胃胀。

一种是肾精亏虚。这种就相对严重一点，脑子里面感觉是空空的，有点健忘，不仅眼皮抬不起来，连"丁丁"①也抬不起来（非充分必要条件，部分人而已）。

更多的人呢，是脾虚湿困和肾精亏虚两种情况兼备。

---

① 丁丁，是指阴茎。

造成脾虚湿困、肾精亏虚具体的成因就不多说了，只略讲一下。

脾虚湿困主要跟饮食有关，比如暴饮暴食，外出应酬吃大鱼大肉，大量地喝酒，吃瓜果生冷。还有茶水喝多会造成饮证，会咳嗽。

肾精亏虚则大多跟作息有关，比如熬夜工作，用脑过度，用手机太多。还有就是房事（手淫）过多也会造成。

有一阵子，我上班特别忙，病患多，看病就够烧脑子的了，这中间我还要挤时间写微信公众号，好多题材要写，每天都是处于紧张的状态，晚上还不舍得睡觉，除了看书就是看纪录片，天天只睡六小时，就这么过了两个多月后，人就开始困顿了，每天一到晚上七八点钟，吃完晚饭，就困得不行，真是眼皮都抬不起来。

后来我吃了一个月的补药，再加上作息规律，就好了。

我找出了一个适合自己的提神的组合（请在医生指导下使用本篇文章涉及的药物和药方）。

第一个，健脾化痰——香砂六君丸，这个药，我吃了后，胃口大开，口不臭，也不黏，还老放屁，大便干爽成条，不粘厕所。香砂六君丸跟保和丸比起来的话，似乎更中正一点，保和丸偏化积，香砂六君丸是补，能化积也能行气。

第二个，温补肾阳——桂附地黄丸，这个药吃了，没有夜尿了，腰不酸了，睡觉更香了。

第三个，升阳药——补中益气丸，这个就是会令肾气转化为脾气的药，中间的玄妙，耐人寻味。

上面三种药，每种八粒，我只是在早上饭前吃一顿，就够了，白天上班，一整天都是精神的，吃嘛嘛香，身体倍棒。

当然了，我也不是都靠药的，我还有练一套九个动作的体操，一身的筋骨拉开后，特别的舒服，晚上特别容易入睡，而且睡得香。

# 正虚邪恋，余毒未清

患者是个老太太，七十三岁。2019年12月，有一天做鱼时，她的手被鱼刺扎伤，就是右手的无名指被扎了一下，然后就开始红肿化脓。她上医院经过各种的对症治疗，治完之后，红肿就消退了。

红肿是好了，但是她的那个手指活动不灵敏了，总感觉筋扯着，旋转不得劲，屈伸也不得劲，而且皮肤也不如以前敏感了。

从2019年12月被扎伤，经过治疗，一直到2020年10月我第一次治疗，这中间九个多月，她的手就一直不舒服。

她自己说，是不是这个毒进去了没有清掉呢？

这个我不知道，按照我们的传统理解，可能是有余毒未清。整条手臂都不舒服——麻麻的，有时痛，又有牵扯感。这究竟是怎么回事儿呢？

我推测有可能当时被扎伤之后感染了，然后损伤了神经，虽然经对症治疗之后，红肿退了，但是她的神经损伤了，也说不定是无菌性的炎症。

从中医的角度看呢，就是余毒未清，可以理解为无名肿毒。

你想要排毒，必须要有充足的正气。一个70多岁的老人，她的正气必然是不足的。不管你怎么体魄强健，到了这个岁数，都难有充足的正气。

一般这种缠绵的余毒未清，多半具有什么呢？是湿热之毒，一般红肿热痛（鱼刺伤以后造成的），大体都是像湿热，尤其是这种外伤型的，湿热之毒最容易伤到经络。

我去年治了一例去海边玩耍的患者，她是在浑浊的海水里被不明物体蜇伤，出现双下肢红肿、刺痛和瘙痒，就是经过清热湿通经络的方法而治愈的。

这位老太太有气短的表现，就是气不足，然后脚冰凉。我更加肯定了她是气血不足的。

虽然一开始，医院把她的红肿治好了，把热去掉了，但湿没去掉。湿久了也会郁，郁久了会发热，热了就会久病入络的，络脉受损了就会有这种久治不愈、缠绵不已的情况。

包括我以前治疗的得了川崎病的小孩，这个小孩不能走路，最后通过去经络里面的湿热，这个小孩就能走路了。我就沿用这种思路来治疗这个老太太的手。正虚邪恋，余毒未清，所以我就用补益气血，清热除湿通络的方法。我是这样用药的：黄芪、党参、黄精补气；当归、丹参、鸡血藤补血，同时兼有活血的作用，因为人老了气血运行不畅，补血的同时还得活血，这样补进去了，就不会太堵塞；青皮、陈皮调气，气行了，补起来就不会上火；苍术、白术运脾（请在医生指导下使用本篇文章涉及的药物和药方）。

其实最主要的是柴胡、丝瓜络、桑枝、姜黄，它们大都可以用于上肢通经络，其中丝瓜络除经络里的湿热，效果非常好。

最后用皂角刺跟白芷，这两味药特别关键，它能够拔毒。

在外科疾病中，像某个地方被鱼刺扎伤，刚开始红肿热痛的时候，用那种排毒的方法来治的话，往往效果就很好，比如用外科名方仙方活命饮治疗，就不会拖到后面正虚邪恋。

我没有取其他的药，就取了里面的皂角刺跟白芷来拔毒。

老太太吃完这个之后效果很好，后面我又给她开了两次药，她这个手臂的活动基本上就正常了。她总共吃了有 20 多服药。

# 女人，你为何手脚冰凉

一位朋友在微信朋友圈给我留言："你可以写一篇以'天一凉就手脚冰凉'为主题的文章，现在我室内温度 19.5℃，没开暖气，手打字已经有些僵了。"

她是我的一个编辑朋友，认识也有很多年了。一直在留意我的微信公众号的内容，劝我坚持写些有用的东西出来，说不定可以出版。

但我写东西并不是为了出版，如我之前的说明一样，写东西只是为了向患者介绍自己的治疗观，让医患双方可以更加配合。

不过，她昨天提到的问题很典型，是大多数女人甚至是部分男人的常见病。

今天，我就分享两个方子。

## 当归四逆汤

本来想先查查书本，看看有没有什么不同见解，但发现关于这个方子似乎没什么新的方论，还是我自己来讲吧！

秋风未动蝉先觉，这是什么意思呢？就是说，这秋天还没有到，蝉就先感觉到冷了，停止了鸣叫。（不要跟我抬杠说秋天还有知了在叫）

我说这句话的目的，是想表达一个意思，那就是我们的四肢末梢是我们的探测器，在天气变凉之前，就先冷却掉了。为的是什么？当然是为了自我保护！保护啥？保护我们的体温和能量呀！

为什么四肢末梢先冷下来就能保护能量？因为冷下来后，与外界的温差梯度就小，温差小，人体向外辐射的能量就少。你说，这不是为了保护是为什么？

为什么你的手脚会这么灵敏？这么机智？

你当这是什么好事吗？

我告诉你，这是你长期训练（人类进化）的结果！

什么？长期训练？你再说一遍，我没听错吧？

是的，是你长期训练出来的。

你长时期待在冷风口下，你长时期淋冷水，你长时间进食寒凉食物（瓜果生冷），等等，你的感知系统早就在告诉大脑，你在生活中经常丢失自己的大量能量，再不启动应急措施，很快就要死翘翘了。

大脑很智能，会优化配置能量，把最多的能量，供给重要的器官如大脑、心脏、肾脏、肝脏等，而外围的器官就要减少能量供应了。于是把外围的小血管关闭，于是手脚的供血就不足了，就开始手脚冰凉了、麻了、痒了、痛了，鼻子凉了，耳朵凉了，唇色紫了，指甲紫了，头发掉了，眼睛都花了，汗不出了，就连月经也不来了（没有月经，还能怀孕吗？暗经除外）……

但是我们人类并没有自己想象的那么厉害，在大自然（风寒）面前，你只有躲的份，没有对抗的能力。风寒可能不是马上让你发病，可是却能"润物细无声""钝刀子割肉""温水煮青蛙"，总之有你好瞧，这就是为什么我们古人说"避风如避箭"的道理。

有一次，我接诊一个患者，酷热的夏天，手跟冰块一样，面色晦暗，人瘦得跟竹竿似的。

我说："你不能再接触冷水了。"

她说："那我洗衣服怎么办？"

我说："什么？这年头洗衣服还让你手洗？把你老公拖出去，不知道心疼老婆，洗衣机能值几个钱？"

她说："内衣裤不能混着洗。"

我说："有种小小的内衣裤的专用洗衣机，最便宜的只有一百多块钱，可以买。"

有些女士，坚持内衣内裤手洗，也可以，把水龙头稍改装一下，可以出冷热水的，用温水洗，这样就不会把手冻坏。

这些生活上的小细节不做到，有时候药物用了也白用，因为真正得病的原因没有去掉。

对于手洗衣服，我深有感触，我从高中开始到毕业工作几年，有十二年，都是自己手洗衣服。特别是冬天，那凉水刺骨的冷，手指骨头缝都痛，我一个男人都觉得难以接受，更何况女人。于是从 2012 年开始，我买了台二手洗衣机洗衣服，现在冬天手总算暖一点。

我说，你们听进去没有啊？

为什么手脚冰凉啊？就是没有避好风寒，长时间接触冷水，过度进食瓜果生冷等造成的。

那么有没有什么解决办法？

当然有，就是我们张仲景先师的当归四逆汤（请在医生指导下使用本篇文章涉及的药物和药方）呀！

## 当归四逆汤

组成用法：当归 10～20 克、桂枝 10～20 克、白芍 10～30 克、细辛 3～10 克、炙甘草 6～10 克、通草 3～6 克、红枣 10～30 克。上七味，水煎煮，分三次温服。

方证：

1. 手足厥寒、麻木、冷痛，甚至青紫。

2. 腹痛、头痛，或腰痛、腿痛、脚痛。

3. 脉细，舌淡苔白。

有人说，我冬天手脚冰凉，可到了夏天又很热。

这种情况，我很明白，夏天手脚心热得睡不着，火烧火燎，想贴在冰块上。

可是一到了空调房，又马上凉了起来，手心还老冒汗。

好，介绍第二个方子。这个方子，专门针对这种脾虚型的手脚心热。

## 升阳散火汤

春江水暖鸭先知，这又讲的什么情况？就是人类还以为在冬天，鸭子们试了试江水的温度，就知道春天来了。

人的手，就好像鸭子似的，很机智很灵敏，天还没真正暖起来，就自己先热起来，好像自己的能量不要钱似的往外辐射。

这是什么道理呢？

我跟你讲，这是你长期训练（人类进化）出来的结果。

怎么又是我训练出来的？你看啊，这一热吧，就得出点汗吧？这哪是汗啊，黏糊糊的，这是湿气。不但出着湿气，还带出热气。

好家伙，怎么这么多湿气呢？

首先，有一种情况，是先有寒，只有寒才能让人体大量损失能量，然后由大脑再重新分配能量以达到供应需求不同的部位。其中，重要的，却又被大脑减少能量供应的脏腑，就是脾胃（我们中医的脾胃，不是西医讲的脾胃，主要指消化系统）。一旦脾胃被损伤，就会出现食物的代谢不完全，因为能量不够去完全代谢，只能代谢一部分，食物就会有剩余，就像工作中产生的废品、不良产品和不合格产品，不能被利用，也就是我们所说的痰湿。

这些痰湿，会被人体排出体外，因为它是垃圾。

人体哪个地方薄弱，痰湿就会往哪里排。

脾主四肢，人的手脚心，就是一个很好的通道。

湿这个东西，是最容易吸纳热量的，它如果在手脚心排出不顺畅，就会在手脚心吸纳大量的热气，这就是脾虚型手脚心发热的原因。

因为湿气会比我们人体更先感知到热的存在，很快就吸饱了热，手脚心就开始发烧了。

先有寒，然后有湿，最后吸纳了热，这是有次第的。这不是我说的，这是《本草述钩元释义》吴茱萸条下讲的。

> 其治要不越于气血，然治气在血之先，所治之证，不越于湿寒热，然寒在湿之先，而热在湿之后，是所谓知其要者，一言而终也。《体经》首言温中下气，继以除湿血痹。夫气之不下，正海藏所谓痞满塞胸，咽膈不通。由浊阴反居清阳之位，阴不得阳以生化也。温中则气下，所谓温中，即《日华子》起阳健脾之谓也。阳起而脾健，则阴得阳以化，阳即和阴以行，即是便可除湿，而血不病于脾矣。

你看是吧！那这个问题，有没有办法解决呢？当然有。就是我们李东垣老前辈的升阳散火汤。

### 升阳散火汤

> 治男子妇人四肢发困热，肌热，筋骨间热，表热如火，燎于肌肤，扪之烙手。夫四肢属脾，脾者土也，热伏地中，此病多因血虚而得之也。又有胃虚，过食冷物，郁遏阳气于脾土之中，并宜服之。
>
> 升麻、葛根、独活、羌活、白芍药、人参、以上各五钱；甘草（炙）、柴胡以上各三钱；防风二钱五分；甘草（生）二钱。

　　　　上件哎咀，如麻豆大，每服称五钱，水二盏，煎至一盏，去
渣，大温服，无时，忌寒凉之物。

　　升阳散火汤，就是一股大风，把湿吹散。

　　正所谓风能胜湿嘛。道理就是这的简单。我不喜欢把问题复杂化，反正你能用好这个方子，就能搞定不少难病。

　　当然，要在专业医生的指导下应用啊！你想自己用？用坏了怎么办？你会灵活转方吗？会加减药物解决副作用吗？

　　不会啊？

　　那就老实找医生啊！

　　一定要注意，这种手脚心热，千千万万不要当成是阴虚火旺的那种热，阴虚火旺的热，一定伴有咽干舌燥的感觉，皮肤也干燥，大便也干燥，喝水不解渴、抹润肤霜皮肤不滑的症状。

　　而我今天所说的这种因湿而生的手脚心热，它可能伴有肚子凉凉的，膝盖凉凉的，头还怕风吹且容易痛，还伴有疲劳乏力，胃胀，大便稀水这些。

　　一定要把它和阴虚火旺区别开来！

　　补充一个方子，四逆散。

## 四逆散

　　最近治疗不少小儿的手脚冰凉的患者，这一类的症状并不是因为虚寒引起的冰凉，而是由于情绪上的焦虑导致了精神紧张，精神一紧张吧，四肢的血管也紧张，血管一紧张吧，就收缩起来，那供血供氧就不够，手脚就凉。

　　可是你想过没有？四肢的血管一旦收缩了，本身是不寒的，也把手

脚的热气，全挤到躯干了，出现了四肢凉、内有郁热的体质，你看舌头，是有很多郁点的，红红的，躯干有热，是盖不稳被子的，哪怕他手脚凉，晚上也是不爱盖被子。

这种孩子吧，气性大，爱憋气，爱赌气，说他一句，要么一声不吭，要么能给你哭得喘不过气来。

人吧，看着瘦瘦的，脸色青青的，但他不是真虚寒呀。

他是情绪焦虑，哪来的焦虑？绝大多数是由于父母的焦虑情绪感染到他了。

尤其是神经质的母亲，孩子一有点风吹草动的咳两声，就草木皆兵地上医院。你说，这样小孩心里会不害怕吗？一害怕，又不敢哭，不敢哭的原因是怕父母的反应更激烈，只好憋着，这一憋吧，四肢就长期处于应激状态了。

人一般只有气极了，才会握拳握到指节发白。但这类小孩，可能思想上过于早熟，行为上却跟不上，就形成了一种气性大的脾气。

有什么样的脾气，就有什么样的身体。

所以四逆散就很有用了。

四逆散虽然是柴胡剂，但是我却是这样分解的：

上：柴胡。

下：枳壳。

四肢：芍药、甘草（芍甘汤）。

躯干里憋着的热气，向上由柴胡散掉，向下由枳壳散掉，而四肢的收缩痉挛的血管则由芍药甘草来松弛。这样一来，手脚就恢复供血供氧了，自然就暖了。而身上也同时没有憋热了。

那么，四肢凉、内有郁热的体质，就可以改善了。

这类孩子，在很大程度上，有亲子关系的问题。

最常见的，应该是被忽略感受。

　　小孩子遇到什么事，跟爸爸妈妈讲时，父母常因为忙或者没有耐性，就敷衍应答，没有与小孩产生过共情，长此以往，小孩没有得到被理解的体验，就会觉得与家庭不融和，变得有话不愿意跟父母讲，憋久了，就出现气郁，以后有机会再长文讨论。

　　人是群居动物，与家庭融和，是天人合一的第一步，天人合一，气才顺。

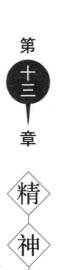

第十三章

精神与情志

# 心烦——栀子豉汤

我回想起 2005 年的一个病案——这一年的某月，我轮科到心内科实习。当时收了个女患者。印象中，记得她大体上是因为心慌而入院的。由门诊的医生收治入院的。

她这个心慌，持续了大半年，看过不少医生，一直没有治好，后来想入院做个全面的检查。

她说她很烦。每天半夜，她都想到户外狂奔，想散去胸中的烦热。

她入院的头三天，各项检查报告都是正常的。接着是给她做常规的对症治疗，她仍然每天心烦。

我一个中医药大学的大专生，进了里面没有中医师的心内科实习，我也不知道学什么好。

我跟科里的带教说，可不可以试试中药？

科里的几个西医医生，和我经过两周的相处，也见过我开药，觉得可以试试，就让我开了。我开了药，然后再请科主任签个字，就可以了。

于是我得到了机会——实习时，很多开药的机会是我厚着脸皮争取来的。

我又回到病房，重新从中医的角度去问了患者的病史，主要是问她这个病是怎么得的。

她讲起来，是因为一次感冒之后就开始出现了这个心慌与心烦。

一次感冒，何至于这样？时隔十六年，我也忘了大部分的细节。我问起了她平时的饮食习惯，及有无服药进补之类的经历。

最后，她说了起来，那次感冒的时候她在减肥。

当时我脑子就"哐"的一声，她感冒的时候在减肥！

我再详问，吃了减肥药，拉肚子吗？

她说，拉。

当时我就有想法了。

十几年前的减肥药，很流行在里面放决明子和番泻叶这些成分。不知道现在的很多减肥药是不是也是这种成分。不是说这些成分不好，而是想说，你天天吃这些下药、泻药，久了会伤正气。

我当时就想起了《伤寒论》里的一条条文：

发汗若下之而烦热，胸中窒者，栀子豉汤主之。

我拆开来分析一下。

发汗，什么情况下发汗？即感冒发热，一般会用到汗法。

若下之，就是你前面感冒发热了，要用汗法，可这时候，你却用了下法（凉药、泻药）。

而烦热，是感冒的时候用了下药，然后出现烦热。

胸中窒，心里堵得慌。

栀子豉汤主之，以上情况，可以服用这个方子治疗。

这个患者，感冒的时候吃了减肥药，吃了之后出现了心烦的症状，是不是就跟条文里说的一模一样啊？

我真就给她开了栀子豉汤（请在医生指导下使用本篇文章涉及的药物和药方），三剂。她当天就喝上了这个药。

那会儿，住院没有管得那么严，很多患者住院期间常请假回家。这个患者由于病情不重，当天她请假要外出，科里的医生也同意了。

她出去干吗呢？好像是去洗牙或者是拔牙。

看完牙，结账的时候，突然好像发现了什么事——她寻思着，这大半年来，凡是刚躺下的那几十秒中，都会出现莫名的心慌乱跳。怎么今天躺那洗牙，好像把这事给忘了。然后她就赶回医院，又试了一下，发现还是没有心慌。

她就接着喝了药，晚上又住了一天院。她发现当晚心里竟然已经不烦躁了。

于是次日，剩下的检查结果都没有出来，她就办出院了。

她自己觉得这个病好了。

以上病例只是个引子。

你别看这只是简简单单的两味药，却是轻可去实①的妙药。根据文献记载，栀子和淡豆豉分别有以下功效：

栀子苦寒，归心肺三焦经，泻火除烦，清热利湿，凉血解毒；外用消肿止痛。常用于热病心烦，湿热黄疸，淋证涩痛，血热吐衄，目赤肿痛，火毒疮疡，外治扭挫伤痛。

淡豆豉亦苦寒，桑叶和青蒿炮制后有说凉苦辛，归肺胃两经。解表，除烦，宣郁，解毒。治伤寒热病，寒热，头痛，烦躁，胸闷。

我觉得需要先了解一下淡豆豉的做法。

取桑叶、青蒿加水煎汤，过滤，取药汤与洗净的黑大豆拌匀，俟汤吸尽后，置笼内蒸透，取出略凉，再置容器内，上盖煎过的桑叶、青蒿渣，闷至发酵生黄衣为度，取出，晒干即得。（每黑大豆100斤，用桑叶4斤、青蒿7斤）。

---

① 轻可去实，治疗学术语。指用轻清疏解的药物，可以解除外感表实证。

淡豆豉的制作，首先有桑叶与青蒿的参与，其次有发酵过程。

桑叶与青蒿均有解表作用，青蒿还化湿。

中国人利用微生物的本领，真是没得说，自古以来，有多少食物是用发酵的制法做成的？

大抵经发酵后，就好消化了。发酵的过程，跟中焦沤热很像，取类比象，所以叶天士说淡豆豉可祛陈腐之气。

两药合用，就是专祛胸中无形之郁热的。

这个郁热，可以是从外感而来的热，如暑热，如燥邪化热，如湿郁不化而热，最后经过错误的治疗，陷入胸间。

这个郁热，也可以是从内生而来的热，如食积不化而产生的郁热循经到肺又至心间，如突然的、剧烈的、持续的情绪刺激导致五志过极化火为热循肝经又至心包。

又或者，没有外感、没有内伤，就是天体运行，整个地球环境升温，暖冬了，受到五运六气的影响，由大环境的热渗到人体小环境而产生的郁热。

我认为，这些情况都可以用这个处方。

我临床上治心律失常喜欢用这个方。还有更年期的无名烦热也常用。

有一些烦至狂躁的，用这个方也未尝不可，特别是青少年叛逆易怒者。还有就是感冒发热初起时，判断为风热的，我常用这两味药加入处方。

胸间郁热再外发者，如眼红、入睡困难、耳鸣、头热头晕、胸口不能着衣、颈部有压迫感等，都可一试。

本方均为药食同源之品。

像矢数道明①，还用此方治过肺炎、鼻血、崩漏，但是同时这些病症都伴有心烦。

最后，我认为，此方治标为主——心烦可以很快地解决，但是也可以很快地反复。

我们要追根究底，探查清楚这个心烦是为何而来的。

如果只是单纯的心中郁热一个病机，解决掉了，这个病就好了。

但如果这个心烦并不是起源于单纯的心中有郁热，而是其他原因造成的，比如猪队友，比如辅导功课，比如婆媳带娃理念冲突等，那么，治疗这种心烦，就只能治于一时。

真正治根的，还是要找到根源，所谓解铃还须系铃人。

---

① 矢数道明（1905—2002），日本医生。生于东京。1930 年毕业于东京医学专科学校，后学习中医。

# 幽闭空间恐惧症？——脏躁

田某某，女，四十九岁。

初诊：2019 年 3 月 27 号。

主诉：咽部异物感三月余。

现病：自觉咽部有痰，吞之不入，咯之不出，发作时，伴心慌胆怯，不能关灯，若有压抑感，自觉不能呼吸如濒死状。舌淡苔薄，脉虚数。

诊断：脏躁。

桑叶 10 克，菊花 10 克，木蝴蝶 10 克，夏枯草 15 克，制首乌 30 克，玉竹 30 克，玄参 15 克，麦冬 15 克，桔梗 10 克，炙甘草 6 克，女贞子 30 克，墨旱莲 30 克，柏子仁 15 克，苏梗 10 克（请在医生指导下使用本篇文章涉及的药物和药方）。

七剂，水煎服。

温针一次，穴位为内关、公孙。

这是初诊时的概况，大体如上。

数日后，患者再行补充资料，她晚上睡前，总感觉有痰卡在喉咙，吐咽不得，进而精神就会紧张，随之胸闷、呼吸不畅、恐惧黑暗、夜不能寐，白日偶会心慌，胸闷，另在封闭的环境会有压抑感。

她晚上不能关灯，否则会产生强烈的恐惧感。

来我处就诊前，已到多处医院检查，无异常，甚至也去过某心血管医院进行专科检查，亦无结果，差不多就要上精神病院了。

当天乘坐地铁来就诊的途中，因为地铁临时停车，隧道空间黑暗，导致症状发作，类似幽闭恐惧症。

幽闭恐惧症的主要症状是在封闭空间出现恐惧、焦虑、惊慌、呼吸急促、心跳加快、脸红流汗，严重时会出现窒息、昏眩、有濒死感等。

当她诉说着症状的时候，其实，我已经胸有成竹了。

倘若我没有阅读过《西溪书屋夜话录》的话，遇到她这种情况，我可能会一头雾水。

现在不会，我可以很直接地判断为冲脉为病。

就是四十九岁左右，太冲脉衰了后出现的更年期症状。

她前后来治疗了两次就好了。

# 原来有些洁癖也可以治疗

曾治疗过一患者，她本人有严重的洁癖。她只要外出，哪怕外出后没有碰到其他不洁的东西，回到家，就不敢坐椅子，怕把椅子弄脏，得要换一身家居服才敢坐。

随着我用中药不断地治疗，她胃口开了，心情开朗了，面色红润了，连这个洁癖症状也缓解了，敢坐椅子了。

那我是怎么看这个问题的呢？

我觉得，这种类型的洁癖，是患者潜意识里觉得自己不能抵抗任何一点肮脏的环境，也就是说，她觉得只要脏，就会对自己的身体产生伤害。

洁癖是为了杜绝伤害！是自保！

那么如何解决这种问题？我就是要让她的潜意识觉得自己可以对抗脏，觉得自己足够强壮，打潜意识里不会在乎那些脏。

归纳到中医的角度来看，其实还是身体亏虚，身体没有本钱，没有本事去对抗外界脏的环境！

深思到这里，治则就出来了——需要对患者进行补益气血。那么该用什么方子呢？

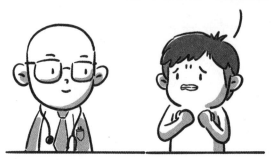

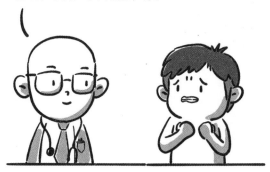

八珍汤可以吗？可以。人参养荣丸可以吗？可以。归芪建中汤可以吗？可以。温经汤可以吗？可以。可以用的处方很多。

不过，这个患者心思重。

所以我从心出发，以归脾汤（请在医生指导下使用本篇文章涉及的药物和药方）打底子，有时加灵芝养心，有时加菖蒲开窍，有时加葛根升清等，效果即慢慢出现了。

这是一件细水长流的事，由不得你急，只能慢慢治。

追根溯源，是要知道她怎么把自己的气血搞亏的。

是工作？是作息？是饮食？是环境？是气候？是反复感染？是家庭？是人际关系？……这些因素，都有可能导致气血亏损！

这些持续性的损耗气血的因素让患者不堪重负！久而久之，就影响到潜意识的判断。潜意识可能判断身体的气血不能担负任何事，不足以应付任何事！

于是这个人开始对普通人并不觉得脏的东西产生排斥感，于是出现频频洗手等问题。于是对外物产生麻木的感觉，甚至开始悲观厌世，或者产生其他心理问题。

出现这种现象，究竟是心理的问题，还是肉身的问题？

我可以明确地说：灵肉是合一的，你绝不能分开来治！

再举一例，曾治过一前列腺炎患者。在给他治疗前列腺炎的过程中，发现他有一个问题，左大拇指溃烂，我以为是湿疹，就问他多久了。

他说，这个是他咬的，只要一思考或者焦虑，他就习惯性地咬大拇指，久了就烂了，反复咬，就导致久久不愈。

最后我给他按照补肾祛湿养血活血的方法治疗。慢慢地，他这个强迫症状就没有了。

当然了，治好了他的强迫症，不是就一劳永逸了。他停药了一年后，又开始咬手了。

药只是治身，可是他的病根没有去掉。病根是什么？还是我上面说过的那些因素——是工作？是作息？是饮食？是环境？是气候？是反复感染？是家庭？是人际关系？……这些都可能是。

# 浅谈五志和心理变化

有一段时间，来了很多抽动障碍的患者，治疗的效果较以往有所提升，主要是对这个病的了解深入了一点，理论认识进步了一点，疗效也自然提升一点。

关于抽动障碍的病例，我在其他文章里写过，所以不想在这篇文章里探讨太多。

通过对前辈们著作的阅读，加上对疾病的治疗实践，我体会到：人的精神意识，是由五脏孕育的。身心方面的疾病，通过调理后，是可以改善的。

心——孕育出神。

肝——孕育出魂。

肺——孕育出魄。

脾——孕育出意。

肾——孕育出志。

神、魂、魄、意、志，是五脏气血的体现。

关于什么是神？什么是魄？什么是魂？什么意？什么是志？这个就靠大家有空自己去搜索中医对这方面的论述，它并非涉及迷信的神魂魄意志。

《黄帝内经·素问》里的《宣明五气篇》里讲得非常简单。

我查了很多书，大多含糊其词，很难让人去区分这五种。

# 心

心藏神，神具有主宰人体五脏六腑、形体官窍的一切生理活动和人体精神意识思维活动的功能。

"心为脏腑之主，而总统魂魄，并该意志，故忧动于心则肺应，思动于心则脾应，怒动于心则肝应，恐动于心则肾应，此所以五志惟心所使也。"

出现悲伤抑郁、出现易怒暴躁、出现惊恐胆小、出现忧思焦虑，均可以从心论治。

面对心理方面的问题，如果在心理科治疗效果欠佳，不妨试试从中医角度治疗（请在医生指导下使用本篇文章涉及的药物和药方）。

心血不足的归脾汤补补；心包有痰的温胆汤化化；心脉瘀阻的血府逐瘀汤通通；心肾不交的交泰丸合归脾汤合六味地黄汤试试，或者针灸，取神门、内关等。

心神管辖范围最广，一旦心神出了问题，则"六神无主"。

心如死灰的话，哪怕你体魄很强健，也会慢慢地枯萎。

所以治病之前，先让心神安宁，首要驱除的是对疾病未知的恐惧，不要没病死，先给吓死。

# 魄

肺藏魄，魄应该是精神活动中"与生俱来有关本能"的感觉和支配动作的功能，属于无意识的身体活动。如心跳的节律、呼吸的节律、肢体的感觉等。

我们在读《黄帝内经》的《本神篇》里有一句"并精而出入者谓之魄"。

并精，并就是合并到一起，与精一起发展。

生之来谓之精，生命诞生的时候就是精，是肉体，是物质基础，魄是并精一起出现的。

那么魄在精神活动方面，就是应该是一出生就具备的，不需要经过后天锻炼而习得。

我们讲体魄，体和魄是一体的。肉体和魄就是一起发展的，与生俱来。

《类经·脏象类》曰："魄之为用，能动能作，痛痒由之而觉也。"

从《类经》看，如婴儿一开始的抓握、睁眼、吸吮等无意识的随意肌的动作，另外还包括痛、痒、冷、热感觉以及视觉、听觉、嗅觉、味觉、触觉，这些无须训练的与生俱来的功能，都应该属于魄，由肺主管。

在精神科中治疗的一些躯体形式的障碍，不妨试试从中医角度的肺来论治。

一些明显冷感的病证，可以用达表的，如人参败毒散。

一些明显热感的病证，可以用如银翘散之类。

一些明显营养不良的病证，可以培土生金，从脾补肺，如用参苓白术散。

针灸可以扎尺泽、太渊或阴陵泉等。

肺主气，我们都知道气魄这件事，肺气足了，魄的功能自然强健，色香声味触灵敏、知饥饱冷暖、心肺节律稳定，自然动作柔顺。

## 肝

《灵枢·本神》中有所谓"随神往来者谓之魂"的讲述，即与心神相伴随，是一种思维意识活动，精在前神在后，魂又随神，故应该有后天习得的成分，用神志自主控制自己的身体或思维时，是可以意识到自我神智的，而魂则藏在神的身后，它是在的，但不易察觉，有点像是我们现在所说的潜意识或下意识，在神失控时，会突然冒出来。

打个比方，肝主怒——一个小孩，长期精力不足，心神不宁，时有精神涣散，在失神的瞬间，心神不能控制肝魂，魂就会突然冲出来，表现出突然的愤怒，攻击行为是愤怒最好的载体，但是大脑会判断，如果他肢体攻击的对象是强过自己的，那么他可能会转为语言攻击，即脏话秽语。治疗秽语，一方面要加强心神，另一方面要疏导潜意识的愤怒，常用温胆汤加味调理。

《类经·脏象类》里讲道："魂之为言，如梦寐恍惚，变幻游行之境，皆是也。"大凡做梦、幻觉、梦游等皆属于魂的活动范围，所以心血不足、肝血不足的人，思绪纷飞。魂的问题，一般以发泄愤怒为主，做梦如连续剧，若是实证多清晰可记，虚证则模糊不清。而且梦境也是释放肝郁的一种不伤人的方式——常常梦到打架、骂人，甚至杀人等。

虚证常用归脾汤，实证可用龙胆泻肝汤。

《类经·脏象类》曰："魄对魂而言，则魂为阳而魄为阴。"

中医临床中，有离魂症，患者六觉异常灵敏，有自觉离床悬浮之感，明明自己在睡觉，却能"看见""听见"屋外之人言谈或行路之声。其实多是心肾不交。古人有用珍珠母丸、摄魂汤、归魂饮治疗，虚证则归脾汤也可用。

总体而言，魂是后天形成的有意识的精神活动，魄是先天获得的本能的感觉和动作。

## 脾

《灵枢·本神》中讲道："心有所忆谓之意。"字面理解即记忆的意思，就是将从外界获得的信息经过思维取舍，保留下来形成记忆。

《类经·脏象类》中讲道："谓一念之生，心有所向而未定者，曰意。"

从字面理解，意应该是短期的记忆，比如当天背下的一首诗，隔两三天可能就忘了，因为这还没有经过心的定向保存，这只是意，是短期的记忆，会很快就淡化掉。

脾藏意，所以短期的记忆力跟脾的关系密切，倘若脾虚，则短期记忆力明显下降，具体体现就是健忘，刚刚说完的话就忘了；刚刚想起要做什么事，转头就忘了。如果是学生，就会体现在成绩下降上。这种情况，可用四君子汤、归脾汤等调理。调理后脾气健运，化源充足，气血充盈，髓海得养，即思路清晰，意念丰富，记忆力强；反之，脾的功能失常，则表现为少思、健忘。

## 肾

《灵枢·本神》曰"意之所存谓之志"，比起意来，这是确定要储存起来了，有定向的意思，可以归为长期记忆了。

长期记忆的形成，需要短期记忆的反复机械输入，比如说背诗，虽然两三天忘了，但是你隔一周再背一次，再隔一周再背，大概循环往复七次，这个诗就记牢了，过了几十年可能都忘不了，比如"鹅鹅鹅，曲项向天歌"之类的。

这样一对比，就很清楚意和志的分别了。

老年痴呆了，脑萎缩，很多东西都忘光了。这个跟肾有关。

肾主骨生髓，脑又为髓海，脑萎缩了，不就是髓海空虚了吗？这种情况，归根结底就要补肾。

意和志除了管一个人的记忆力之外，还管一种品格，即意志力，耐力，对一件事坚持的能力，立下目标坚持完成的能力，换个角度看，是志向。

倘若一个人脾虚、肾虚，那在虚的日子里，常常做事虎头蛇尾，可以认为他是意志消沉虚度光阴。可是他要是被补足了脾肾，有了脾化生的气，肾主的精，就是有精有气，再化为神，那就是有了精气神。这个精神十足的人，你让他闲，他是闲不住的，会自己找事情做，如果前期目标立得好、规划得好，他会有耐力去做，方向对了，一直做下去，目标就会完成，也即所谓的成功。

有了成功的体验，心理也就会恢复健康。从而达到能够善待自己、善待他人、适应环境、情绪正常、人格和谐的理想状态。

可见，学了中医学，对五脏与气血理解深刻，方子用得熟了，不仅能调理身体，还能调节心理，甚至完善人格。

一个人的精神方面出现异常是可以通过五脏的调理得到一定程度的修复甚至痊愈的。

人的五脏都有其相应的气血，每个脏对应的气血必须保持一定的量，当消耗一定的量以后，要及时地得到补充才行，否则，就会出现相应的问题。

读书过度的用功或用功不得当或受惊吓，心血耗掉了，人的神就少了，容易无神，像个傻子或呆子。

钩心斗角或殚精竭虑或过度用眼，肝血耗掉了，人的魂就少了，容易魂飞，多梦，说梦话。不能谋虑则出现选择性障碍。

外感六邪后，肺的气血耗掉了，人的魄就少了，会导致听力视力下降或幻视幻听，皮肤感觉异常或失灵，五官迟钝。

伤食或久泻或产后气血大亏，脾的气血耗掉了，人的意就少了，会导致记忆力下降，健忘或思维卡顿。

纵欲过度或熬夜或加班或久处于高压力环境，肾的精气就少了，人的志就少了，会忍耐力下降，做事没有意志力，精神不能集中。

以上说的是大概的情况，并没有完全概括，我也一直在思考人的身心疾病如何用中医治疗。

既然气血是可以被消耗的，也同样可以被补充。

比如在儿科中，像抽动障碍或多动症这些，多少都有精神难集中的表现，这是志的不足。

初时，我治多动症或抽动障碍，以疏肝化痰为主，有缓解，可后期容易进入瓶颈期，后来加用了补肾药后，就发现效果增强了，孩子的注意力集中了，上课能听进去了。

这就是补肾之后，志提上来了的结果。

补过肾的孩子，可以坚持集中精神把作业做完。

中医对于小孩的情绪，也有修复作用。

情绪激动时，气血是会逆乱的。

因为肝主魂，如果肝的气血龟缩不得伸张，那就是魂也不舒张。

随神往来者谓之魂。这个魂，就是为神服务的，给神做出判断或应激反应的。也就是说，遇到这一个事件，神要做什么反应，是需要魂的力量来支撑的——魂不张，则胆小不能任事，即不能应对突发的状况，另外也常见遇事犹豫不决、选择性障碍。

之前，我治过一小女孩，时常腹痛，经过调理，已经很好了。

那天，我和家长聊得久了，他给我反馈了一个信息。

他说："我感觉我女儿像换了个人，以前她很抗拒上学的，现在她很喜欢上学了。"

我问："为什么呢？"

他说："我女儿说，以前她很害怕老师，因为老师爱骂人。"

他问："那老师骂你吗？"

他女儿说："老师不骂我。"

他又问："那老师骂别人，你也害怕吗？"

他女儿歪着脑袋说："以前害怕，现在不怕了。"

这是什么呢？就是肝魂不张。

面对争吵的情境，这个小女孩不能做出很好的判断与反应，只能龟缩起来，最后让她产生了厌学的情绪，这是她做出的当下最好的反应，这是当下的"魂"的决断。

后面的腹痛，我考虑到是木克土，在原来的基础上，加了疏肝的四逆散后，她的肝气得到舒张，魂就可以做出从容的决断了。

还有一个小孩，是在我这治疗便秘的，来治疗了十来次之后，家长跟我反馈，孩子像换了个人似的，以前是闷闷不乐，不爱出门，话也不多。现在整个人都开朗了，也愿意跟小朋友玩了。

我看了一下处方，数诊中是以补中益气汤、六味地黄汤、清暑益气汤、滋脾阴方（个人经验方，山药、芡实、扁豆、莲子、薏米、陈皮等）等交替使用，也就是说，她既补了脾，也补了肾，意力与志力都得到了提升，也就有力气去玩，脾肾的气血充足时，也可以兼顾到肺心肝的气血，五脏都得到提升，整个人的精神状态都得到升华，像换了个人。

还有一例是被东莞当地医院诊断为自闭症的四岁的小患者，前后在我这里看了十诊。这个小患者两岁时不与人交流，常自言自语，学不会普通话，头上、背上多汗，膝盖常常痛，晚上磨牙，胆小易惊，又暴躁打妈妈。

一开始，我先用透心包湿热的治法，烦躁慢慢缓解了，慢慢地也可以跟我对话了。

直到有一天，他在看完诊后，在诊室外，突然疾病发作了，不停地打他妈妈。

我看到后，就说："扎一下针吧。"四个人合力把他按住，我给扎了合谷、太冲。

然后他慢慢安静下来，前后睡了近两个小时，醒来后，就像换了个人，可以用不可思议来形容。他回去以后上学，竟然就跟同学说普通话了，可以与人交流了。

后面复诊，我又给他扎过几次，就没有再出现扎后睡着的情况。

那次的扎针，应该是当时的肝气往外冲，乘着那个势，开了穴，就相当于开了个口子泄洪，把邪气放走了，所以就安静下来了。

后来，我让人打电话随访，家长说他上学基本上正常了，只不过，相比其他小朋友，仍有不太合群的表现。

还有一例抽动障碍的患者让我印象比较深。一位小女孩挤眉弄眼了二十多天，发病是因为大年初五晚上在室外受了惊吓，然后出现发热、胡言乱语，出现幻视幻听，她还说家里门上的路灯在转，等等。她退热了就开始眨眼了。

我给开了透心包湿热的药，她吃了以后就不眨眼了。但她出现畏光的病症，早上不愿意开窗。她反复清嗓子，走路三步后则交叉腿步行一步，交叉腿的时候以左腿在前。半夜十二点的时候烦躁蹬被子，梦中大喊大叫，盗汗。我以温胆汤加味给她治疗，她的各种症状慢慢减轻，最后再以补肾药收尾。

我还治疗了一个天天说梦话说了一年多的小朋友。

她家长说，一年多前，她午睡的时候不愿意起床上课，被她爸爸催，最后又被骂了一顿，她心里委屈。当天晚上又跟着家长去看了电影，电影里有打斗的场面，出现了血，而她怕血，结果受到了惊吓，从那天起，就开始说梦话了。

我也治疗了一些精神分裂患者。其中有一位患者，幻听十年。发作时都要靠氟哌啶醇针剂控制，我给她开了中药补益心血后，幻听越来越轻，减了针剂，也没有反弹，越来越轻。她发病，是因为十年前当记者，承受了极大的压力，又常常熬夜，把气血都耗掉了。

我说了这么多，是想表达，人的神魂魄意志是有量的。只要人做不情愿的事情，就会消耗一个人的神魂魄意志。一切的抵抗，都是消磨。

逼小孩做这个，做那个，他花了很多的意志去对抗，最后只剩下了一点点的意志力，这点意志力，可能就不能支撑他做完当天的作业了。等他休息好了，气血回充了，才能有意志力去做事。

当然了，意志力是可以锻炼出来的，也是可以补充的。

就是把抵抗的事情，变成习惯，就不会消耗过多的意志力了。

比如，我刚开车时，是很紧张的，手心都出汗，开到诊所的时候都没有精神上班了。现在习惯开车了，基本就没有消耗我的多少精力了。

作业嘛，在精力充沛的情况下，尽量养成好的习惯。

消耗脑力多的人，多补补心肝肺脾肾，主要是脾肾。

# 我最"巫"的两个病例

自 2006 年从医到现在[①]，我治过两例"神异"的病，从我个人的角度看（当时经验不足），还真说不上是个什么病，或许可归为癫证、郁证，类似于精神分裂症。

## 第一例

男性，四十岁左右，2008 年 11 月接诊。初诊时，患者瘦削，精神恍惚，眼神漂浮，手脚心汗出津津，皮肤湿润，不能与我很好地对话，由家人搀扶着前来就诊。家属代诉，患者在家中见有"鬼影"，已有半年不敢归家，当年夏天又被一条窜入家中避暑的蛇给吓着，加重了症状，就诊时人已经虚弱不堪。

对于这种情志类的疾病，我通常用的是上海已故名医程门雪的方法，用甘麦大枣汤合百合地黄汤加减，再以顺从患者心理的方法，以祝由引导。（我理解的祝由，是强烈的心理暗示，在心里植入一道程序，以达到 NLP 所说的身心相互影响，以心灵来影响肉身，即所谓信则有。）

我给他开的药方里，除了甘麦大枣汤合百合地黄汤加减（请在医生指导下使用本篇文章涉及的药物和药方），还有一味药——金子，金子入药，普通人闻所未闻的。（煲药时，用金戒指、金项链、金耳环都行，金质重，重镇神安魂，其实熬药时金子根本不会有成分释出，主要

---

① 该文第一次发表的时候为 2013 年，这里的"现在"指的是 2013 年。

还是这样用药对他心理产生冲击。）

另外再寻桃木枝放枕头下以避邪，就这两招。

用完后，再未追踪，因为我本人也觉得能治愈概率微乎其微。

随后，我关了经营一年的乡村卫生站。（不擅经营，除去成本，难以为继。且那时的我太年轻了，很难适应乡下的宁静生活。）

随后跑回广州去工作。

三个月后，父亲告诉我，这人已经能骑着摩托车兜客赚钱了。

2014年7月16日的时候，父亲又帮我回忆了当时的情形。父亲说，首诊时，他是由人搀扶进来的，光脚进来，地板上一步一个脚印，全是汗渍。他服药三天后即能自行来复诊，前后共服六剂。时隔六年，他已经能做建筑小工，可以做体力活了。当初邻人已经传言他必死无疑，用"背着棺材"来形容他病情的严重性，在找我之前也是花光积蓄到周边各医院看了一遍。

这些事，我也是后来才知道。当初介绍他来找我的那个亲戚，就曾经在电话里叮嘱我，随便看看打发算了，没有治疗的意义。

事后我才领悟到，七情能致病，也可致命，如果一个稍微擅长使用七情疗法的大夫，起了歹心肠，那是能咒死人的。


## 第二例

大约在2013年1月，来了一位三十五岁的女性患者，因其丈夫生意上少赚了20万元（120万元的利润，被中间人抽了27元万的佣金），她想不通，后来就开始长时间地失眠，最后出现幻视幻听，言家中有黑影。由她姐姐介绍，找到我在深圳上班的门诊。（因为我在老家待了一年，看过不少杂病，已小有名气。）

她由她丈夫搀扶着来到我的科室。她的主诉是头晕，天旋地转，人的精神也是困顿。我查看了一下舌相，苔十分的厚，白苔上面罩着一点点的黄。这是痰扰心神。

我同样用金子、桃木的方法，配以甘麦大枣汤，配上化痰的温胆汤，服用了一周后，缓解明显，但有反复，中间有微调处方，药一直坚持吃，半年后她姐姐转告说已经痊愈，回老家养了一段时间病，也时常拎些水果拜访我的父母。

按语：

甘麦大枣汤的组成很简单，甘草、浮小麦、大枣，是我治疗更年期综合征与各类情志病常用的方子。

我能治好这两例，与用金子和桃木枝有关！

当时整个县估计没有一个中医会这么用，这两位患者的求医生涯中估计也没有碰过谁用金子入药，更何况用桃木枝来"辟邪"（心理暗示）。

即便是现在，也有很多人相信，桃木是阳气重的、能祛邪斩鬼的神木，这是我们无法避开的民俗。

我这一手就起到了"少见多怪"的强烈暗示作用。

其实就是用他们相信的东西去克制他们相信的东西，说白了，就是角色扮演了一位"巫医"的角色，为他们祛走心中的"邪"。

内经说，凡刺之法，必先本于神。

虽然我用的是药，不是针，但一样需要本于神。我正是按内经要求做的，先稳住患者的心神，再服药，效果就好了。

这两个病例，我一直不敢公开对外说，最怕就是被不理解的人戴上一顶"神棍"的帽子。但今天实在憋不住了，昨天回老家，别人又在我面前聊起这个病例（小范围内有流传），怕再有误解，还是说出来算了。

# 安全感

一日之计在于晨。如果早上能早醒，且精神饱满，我感觉这一天好像多出了几个小时。

想要达到这个目的，一般要早睡，比如晚上十点钟开始睡。

一年之计在于春，朋友说第一个季度如果业绩可以的话，那么一年的业绩就好做很多。

于人生而言，一生之计，就是青少年时期吧，少年时期对一个人而言，真的是最重要的年月，我一直在后悔，在青少年时期没有读更多的书。到了现在，我总觉得知识不够用，想要再去学，一方面时间、精力不足，另一方面学力①又衰退。

2020年初的时候，我觉得儿子出生以后，闺女上了幼儿园，我应该能有点空闲。于是我自信地约了两部书稿，并自信地说九月开学后天天更新微信公众号，我还自信地说要开月子调养培训班。

然而现实却是这样的：我一周大概是这样过的，在深圳，我们家是四口人，我带闺女睡一房，妻子带儿子睡一房。

周一、周三、周五早上的七点，我起床后洗漱，七点半叫醒闺女。她是各种磨叽——穿衣服、扎辫子、擦脸、上厕所，冲一杯药食同源的汤药给她喝，时间很快到了八点左右，我推着一部小车把女儿送到幼儿园，约八点十分的时候，我绕到栏杆后一直盯着她慢悠悠走进课室才离

---

① 学力：指学习能力、动手能力和知识水平的简称。指一个人的知识水平以及在接受知识、理解知识和运用知识方面的能力。

开，这时约八点二十，然后我赶紧回小区，把她的小推车塞到我的后备厢，再开车到医馆上班。

一般是八点四十五到八点五十左右，我吃上一份肠粉、一个叉烧包，再喝一杯西洋参灵芝石斛茶。之后开始接诊，又是扎针又是开药，一直会忙到近午后一点，然后洗手、消毒手机，跟同事说两句话就回家。

中午到家，停好车之后上楼，这个时候一般是一点半了，我赶紧洗澡，然后换一身家居服，再吃午饭，忙完一切约两点多了。如果儿子没睡，我就陪儿子玩会。感觉晃个神，闺女就要放学了。我四点二十接女儿，然后就得陪她玩会儿，一般在小区的游乐场或附近的公园商场。

六点多吃了晚饭，收拾完了之后就七点多了，又要给儿子洗澡，晚上九点多闺女要准备睡了，不过她磨磨蹭蹭地不肯睡，在这之前，要跟她玩一会游戏，讲一会故事，聊一会天……她有时十点睡着，有时十一点睡着。

等他们好不容易都睡了，可能我还要吃点东西再睡。终于有一点自己的自由时间了，又舍不得睡，不知不觉，时间过得很快，可能会熬到十二点半才睡。

次日早上还得七点左右起床。我也想每天都午睡，然而这是不允许的，我已经一两年没怎么午睡了。

每周的周二、周四早上又要当司机，带母子俩去早教班或者我自己带着去上课——再过几天儿子就满一周岁了，上周已经开始他的早教课时光。

到了下午四点之后，我仍然要重复着周一、周三、周五的节奏。

终于到周末了。你以为我可以轻松一点？不存在的。女儿的好多同学已经开始上课外班了。妻子也赶紧给女儿报了个班。

周六上午，母女俩去上课，我带儿子一晃，很快就是下午了。下午的时候，我带女儿去上英文早教课——女儿在一岁多时报的早教课还有四十多节课没上完。下课了就能回家吗？不存在的，我又要带着她到公园或商场玩一两个小时。

终于到周日了，我可以休息一下了吗？那不可能的！我早上八点起床，弄点早餐，女儿快九点的时候起床，她吃吃喝喝、磨磨蹭蹭到十点了，接着就要出门玩了，那可不是我单纯地盯着她玩，而是我得参与她的玩，跑啊，攀爬啊，可刺激了，一玩就是一整天。

中午回家吃了点东西，又接着出去玩，到家都五六点了，女儿还缠着妈妈一直玩，打着瞌睡还要玩。

等女儿睡了，我终于可以写一点东西了，除了记录平时的医案和思考，我还要写出版社的约稿，但是总是感到力不从心。我还想开培训班，但是精力真的不够用。

我想多写点文章，你看我这么随便写就知道了，我哪有什么时间写，其实我是想吐个槽而已，我并没有抱怨什么的，带孩子是累，两娃真是一加一大于二，耗的精力比一个娃多太多了，但是也各种乐在其中，看着孩子长牙，学走路，叫爸爸妈妈，给我踩背，吻我的脸，说爸爸妈妈我爱你，帮我们摆好拖鞋，给我们贴创可贴，太多让人幸福的地方了。

这半年，一方面我想写书稿，一方面想把事业做好，一方面又想把孩子陪好，总是分心，看书的时候想着写稿子，写稿子的时候想着门诊的患者处方，拟处方的时候想着练针，练针的时候想着陪孩子，陪孩子的时候又想着看书，心思不能定在一处。

其实我这样的状态，对孩子的成长是不利的，现在处于孩子的发展关键期，应以陪孩子为第一要务，其他的推后，人无再少年，我希望她们姐弟俩过得开心，有个一生都会回味的童年，人的一生其实都在寻找安全感——讲到这里我稍展开一点了，孩子天生就有好奇心，这个好奇心是为了探索未知。因为"未知"自带恐怖效果，孩子一出生是混沌状态的，他没有自我，没有"我"的概念。慢慢地，他的神识开始凝聚，用色声味触去感触世界，慢慢有了一个"我"的轮廓。"我"的周边，全是"未知"，是"黑"色的，所以孩子出生后，用他能操控的手去摸，嘴去啃，去感触世界，去开"黑"，拥有越多的"知"，就能消除越多的恐惧，这是安全范围的建立。

等孩子慢慢地大了一点，他去爬，去跳，去摸，去尝尽一切——可能是探知世界，形成自己的秩序——且是孩子理解的安全的秩序，这就是秩序敏感期要来了。

你会发现孩子脾气变得古怪，他的筷子一定要那样放，饼干的第一口一定要从哪个角度啃，一定要先穿袜子再穿裤子，睡觉一定要抱着某个娃娃，出门一定要戴某顶帽子，只要不顺心就发脾气。

家长不理解孩子，一个劲地催他做这做那，其实你哪知道他吃饼干一定要是完整的，你给他的缺了个角；其实你哪知道，你先给他穿了上衣后再穿裤子，而他不是这么认为的——很多时候都是你破坏了他认知世界的秩序。当他感觉这个世界不是他认识的了，他肯定要哭。

孩子之所以哭，是除了哭他没有别的办法，他吵也吵不过你，话都说不了一整句，除了哭还能干啥？

其实人的一生都在秩序敏感期中，你难道没有吗——可能你睡觉前一定要喝一口水，可能你吃完饭后一定要用漱口水，可能出门前一定要反复数次检查门有没有锁好，可能你吃饭前一定要"洗一下杯碗筷"，吃外卖前一定要打开视频 App，这些都是秩序。如果不做可能心里就不安。

成年人可以自我排解安全感的问题，而孩子呢？唯有哭而已——孩子的不安就是恐惧，恐极生怒，不能反抗反击，只能哭。怒火无处而发则生风，风会以各种形式表现，最多的表现就是眨眼，因为肝开窍于目，要解决这个问题，就要帮孩子去建立正确的秩序感。

记住要站在孩子的角度去想，你不要觉得穿衣服这么简单——孩子要学会自己穿衣服可能要花上一年的时间。他的大脑没有大人那么多线程，他一次可能只能掌握一个秩序，所以只能慢慢来，一个习惯一个习惯地慢慢养成，前面六年不要指望孩子学成什么天才，养成好习惯并且让他建立良好的秩序才是关键。

孩子的好奇心是一直有延续性的，他在学会说整句话之前，可能会以各种动作为主——咬、啃、爬、跳、摸等，等会说话了，他就会问为什么，用语言去探索世界的边界。

我某天陪女儿上课，上完课坐公交车回家，一路上，女儿问我公交车上所有的标识的意思——她问，这个标识是什么意思呢？我说这是禁止扶门的标识，就是不要摸门轴的意思，因为停车后门会打开，会夹到手。

她再问，那个标识是什么意思呢？我说是小心碰头，就是走路的时候看好车顶，脑袋不要撞上去了，会疼。

她问的所有问题，我全都回答了，我突然就自豪起来了。我回忆起来，这一个多月，她只要路上见到有标识，就一定会问我是什么意思。

我在公交车上突然明白她不是突然变成爱问为什么的，其实她爱问为什么是她好奇心的一个延续而已，只是她以前不会说整句话。而现在她拥有了语言能力了，终于可以表达出来了。

在和孩子沟通的时候，一定要注意，家长一旦说"不准这样做，你马上那样做"命令的语气强迫孩子做事情的时候，孩子是无法理解的，因为家长说的那样做的方式，不符合他建立的安全秩序，他会慌。

家长在教孩子的时候，一定要给孩子多解释一句为什么要那样做，一定要及早地这么做。否则，如果晚了，往后再补救这些，就要花更多的时间，有些孩子可能要花一生去补救，而我们家长要做的无非就是帮孩子去探索世界，去建立那一份安全感而已。

孩子心安了就会不生怒，无怒则不起肝风。

# 信念之力

2020 年，我在带孩子中忙忙碌碌地过了一年，说认真带娃吧，又总想着逃避一下，要点自由的时间，说真要逃避吧，又不可能抛得下去，就在这样矛盾的心理活动中，一年就过去了。

在带孩子的过程中，不自觉地去观察孩子的成长。

孩子出生后一两个月，对外界的反应很迟钝——对声光，对人，对物都在慢慢地摸索。所以这个只要有心就能发现，孩子根本没有成形的意识，是属于混沌状态的，也就是说孩子根本没有"我"的概念，"我"与"世界"是没有界限的。

等孩子学会说话了，两三岁了也依然不能很明确区别你、我、他。孩子真正意义上的"我"还是在一点点地成形的，然后我就发现一个现象叫什么？标签化。孩童是一张白纸，同时也是一块海绵。他会尽可能地去吸收周遭的一切信息，并尽可能地去执行。

可能是一两岁时，应该是一次在带孩子的时候，有别的家长跟女儿讲话，逗她。女儿没有积极回应，也许她在判断是否安全，是否有趣，但是我当时没有那么细腻的心。我随口说了一句，她还小，可能有点害羞。自此女儿就学会了这个词，总是说自己害羞，并在初次见面的人面前常表现出害羞的举止，躲在我身后，不回应人，又探头看人。

是妻子意识到这个问题，于是我们就开始改口说她是勇敢、大方、自信、开朗的，六六害羞的情况就得到了明显的好转。

对此我进行了深入的思考，孩子的意识不是完全靠自我形成的，一定有外界的影响。

听说以前有过残酷的试验，就是把刚出生的小孩养在黑屋子里不与之对话，不给看光，只喂食。几年后，即使能到户外，有人与之对话，但错过了发展关键期，这小孩也跟傻子一样一片混沌，所以孩子的成长需要外界的刺激。

外界的刺激之中尤其以父母的行为举止最关键，父母是什么样的人，孩子多半会潜移默化中吸收过去，妻子清嗓子，儿子会模仿咳嗽；我拍手，儿子会模仿拍手……这是我们父母有意识的行为，但如果有一些无意识的坏习惯呢？孩子们都有可能学过去。

孩子是父母的镜子，父母怎样孩子就怎样。

某一天，我们给女儿买了圣诞礼物，说是圣诞老人送的一个小厨房，这是过家家的玩具。玩具的零件非常零散，有一大堆，厨具模型、饭菜模型等。

在我们吃饭的时候，妻子说让她收拾一下玩具，没有想到女儿给了我们一个大惊喜——所有的玩具模型摆放得井井有条，让人赏心悦目。

说真的，这些模型在哪摆放，我们大人都还没有搞清楚。可是她却完成了。我们教过她这个吗？没有。那她的收纳能力哪来的？就是平时妻子在各种收拾时，她在旁边看到了并且受到了影响。当然，有时候我们也要求她有收纳习惯。她的习惯慢慢就养成了。

当然，我不是想讲收纳这件事本身的，学会收纳这件事本也没什么好讲的，我要讲的是，虽然看起来她是学会了收纳，可是细想，类似学会收纳这件事，它是一个整理思绪的过程，也是一个思维方式的锻炼。在这个过程中，父母对子女的影响非常大。

假如你是一个暴躁的家长，那多半孩子也就学过去了。

以上讲的都是行为对孩子的影响。接下来讲的就是语言对孩子的影响。言为心声，心主神明。从某种意义上讲，语言有某种"神"力，你不要只是嘴上说说孩子美丽、大方、开朗、自信。你要真正地从心里相信孩子是美丽、大方、开朗、自信的。孩子大概率就会朝着你希望的方向发展。要发自内心地相信孩子。

如果在小孩三岁前我们经常说孩子是个怎样的人——调皮捣蛋、胆大、聪明、粗鲁、有礼貌、自信、胆小、撒谎精、安静、多动、蠢材、漂亮、丑八怪……

你越把某个名词的标签套到孩子身上，孩子就越往那个方向发展。除了父母强调把某些名词的标签套到孩子身上，慢慢地，邻居、老师、同学和陌生人也会把各种名词标签套到孩子身上。

每一个名词标签就像一块布，一片一片慢慢地把孩子的精神世界包裹起来，形成一个茧房，孩子就在茧房里生活。随着意识的成长，这个茧房已经容纳不下了，孩子开始挣扎，开始出现叛逆。

如果孩子还小，父母尚可压制（不准这样、不准那样，没有解释为什么不准），可是压制并不能消除向外挣扎的力，这个力积蓄得越多，挣扎得就越厉害，挣扎本身会消耗气血、肾精，最后爆发形成肝风，会有眨眼、发声、咳嗽、吸鼻、噘嘴、鼓腹、蹬腿一系列的表现。

孩子小的时候没有办法反抗，等到了青春期，个头长大了，有力量了，这时候想要破茧了，会有一种想要摆脱掌控的叛逆，我们以为人只有一段时间的叛逆，其实人一生都在叛逆或者说是摆脱被贴标签。

每一次的特立独行，每一次的标新立异，每一次的离群索居，都是在叛逆，都是寻求意识的独立。

大概我们所接触到的最初的语言的力量就是小名，比如铁蛋、二柱、狗剩这些代表好养活，这些虽然难听但寓意却是祝福是期许。比如我的名字叫怨武，我到五年级才知道这个名字的意思是不要学人好勇斗狠，要好好修文。我按着这个名字的期许，潜意识里都会想要学习，不学就会有种罪恶感。你看，人怎么能够摆脱他人？

个人只是人海中的一滴水，学医也一样，要形成自己坚定的学术思想也非常难，尤其是有一些自己意志不坚定的同行在网上公布自己的医案时常会被人点评从而产生自我怀疑。

人要做到信自己非常难，先讲这个信字，信 = 人 + 言。

说到底还是得听别人说的话、外人对你的评价，才让你去相信自己是怎样的人。

自信，说到底是要得到别人的肯定，可见语言的力量有多大。

但明明自己治得很好，患者也很舒服，那么别人的评论也就形同空气了。我从医之初也是很在意这一点的。但这几年就变得从容了。很多人的评论真的不值一提。

在治病的时候干扰因素非常多，病好得快慢也不以人的意识为转移。举一个例子，下面的文字为保护患者隐私，我稍做修饰：

> 范医生，我是桥本甲状腺炎孕妇（某某某），这次产检时发现乙肝表面抗原为阴性，医生看了我的报告单，告诉我不是乙肝病毒携带者。
>
> 我表示很震惊，我是从母体携带病毒的患者，携带了30年，就这样吃中药转阴了?！感觉好神奇啊！还有，内分泌科医生说我的桥本甲状腺炎不用吃优甲乐了，我别提多开心了。

我给她回复：安心养胎，乙肝还是多查一次，确认一下。后面她来面诊，我仍然要求复查。

自从我上学以来，就听说乙肝是治不好的，所以也没有当回事，尽管我以前接触的患者中，也有转阴的（前面的医生治疗的，并非我接诊），都是被统一认为是误诊，所以我仍要求复查。到了这个月，她已安全生产并再一次留言：

范医生：

你好！

我是某某某（从小母婴传播乙肝病毒携带者），孕前找你调理桥本甲状腺炎，孕期时验到乙肝，没问题（治愈的意思），你叫我再验一遍，直到半月前生产住院验了两次，真的阴性。

医生都觉得是我自己搞错了，医生说我本来就不是乙肝。可是我一胎的时候打了免疫球蛋白，我二胎没打，我怎么会搞错呢？

现在月子期间，第二个孩子满月后到底打不打免疫球蛋白呢？万一我哪天突然又阳性，现在又是母乳喂养，第二个孩子被感染病毒岂不是糟糕了，范医生给个建议如何？

我回复她：不是出生就打乙肝疫苗吗？这个打了还不够？我对打免疫球蛋白的事情并没有深入的了解，不好发言，至于后面还会不会再次感染，我也没有办法给出答复。我也不敢大肆去宣扬中医治乙肝，毕竟公认是治不好。

我查了一下给她开过的一年多来的处方，也没有针对乙肝去治，均是扶正、补益气血为主，正气足了，她自身的免疫力上去了，可能自己就来杀了乙肝病毒吧。

我现在治病，比以前从容。我没有追着病跑。

原则上，我是追求：精神好转，睡眠深沉，醒后精力充沛，心情开朗，不容易累，胃口开吃饭香，排便有规律且质地黄长松软，面色红润，等等。

只要达到了这些目的，很多病，不治而愈。

既然不追着病跑，你说我从容不从容？

很多时候，患者的语言对医生也有一种伤害，特别是焦虑着急的患者，想病好得快，往往会催医生，有些医生心理素质差，就会被牵着鼻子走，今天换一方，明天换一方，这病治来治去，都是表面上治（只治标症），好不了，虽然这医生够负责，最后却也没有落个好名声，最后就走极端了，为了避免麻烦，碰到这种患者，一律婉拒。

我这几年学乖了，就是发现了一个方式，抓主要病机。

比如说，阳明经的湿热，无论患者说什么症状，你都会发现，它都离不了这个病机。一会儿说湿疹，一会说痔疮犯了出血，一会儿说口臭，一会儿长痤疮，一会儿说拉肚子，一会儿说皮肤太油，一会儿说口腔溃疡。我最后都会自动过滤掉各种主诉的干扰，就认准了治阳明经，扎针就奔天枢、足三里、曲池去了，加加减减一些穴位，这些病症就一个一个地消失。

后面评论区又有另外一个人问，说能不能治治腋下异味？

　　范医生，我觉得在你那看好了那么多问题，连最顽固的湿疹都治好了，但现在还有个让人很烦恼的问题存在——我左腋窝腋臭味太大了，就跟狐臭味一样。只要我运动出汗就有味道，月经期间感觉味道也重，吃多辛辣刺激食物之后更重。

　　我有段时间拿葛根和明矾煲水洗，能干爽一下，但是这种做了之后保持不了多久。

　　更要命的是我女儿在来月经期前一个月，右腋窝也出现了这种味道，她腋窝出汗的位置挨着内衣，出汗以后的内衣上就显得有点黄颜色，麻烦您救救我们吧，怎样让我的湿热邪气排出，让腋窝无异味（分泌不旺盛），我提前写病情给你，下周过去治呀。

她们母女俩来了以后，我按阳明湿热处理，扎了大概四次，一周一次，一个月下来，三年的异味没了。

至今我也觉得不可思议，针灸怎么能治狐臭？但抓对了病机，确实就治好了，随访大半年没有复发。

今年有很多很多不期而至的病例。可惜我没有时间记录，带孩子实在是太忙了。

写到这里似乎也没有总结到什么，但是，有一种不得不再强调的事，那就是语言很重要。

对于孩子，我们不仅要语言上正面，从潜意识里，从内心深处也要相信孩子是正面的、积极的。父母的步子请慢一点，等一等孩子，不要催，不要让孩子内心过于挣扎，不要乱贴标签。

中年人要自信，这个自信如何做到我说不清楚，从医十几年，我的自信也不是一天形成的。历代医家所言也有力量，但不可全信，最终一定是从患者的恢复上获得自信。

语言是有力量的，是言魔还是言灵，就看自己的了，必要的正面的心理暗示是有益的。我从小有个习惯——入睡前的半小时胡思乱想，或者说畅想未来，经常幻想未来过上好日子，心情就会好，带着笑容进入梦乡。现在畅想少了，但是现在的日子基本跟上了以前的畅想。

当然了，一个人不是光畅想就可以的，为了这个目标，我还是很认真看书学习的。我在 2010 年的时候，就跟同学吹牛说，以后诊金要收到多少元，到了 2014 年年底，这个目标真实现了。

所以，我认为语言是很有魔力的。人一定要自信，不要人言而能自信，人言评价是一个过程，可以依靠评价形成自信，但最终要抛却评价，撕掉标签，破茧成蝶，做一个正直的自我——宠辱不惊。

既然语言那么有魔力，那我就祝你心想事成，当然也不可忘却努力。

# 产后抑郁，要怎么样才能开心起来

很多女人，经常会不开心，这个问题，我原本是很抗拒去深入讨论的，为什么？潜意识深处，我是一个极怕麻烦的人。对于焦虑型的、抑郁型的、暴躁型的患者，我本能上是不想接触的，治疗这些疾病，是非常棘手、耗费时日的，加上现在我的精力越来越有限，费口舌的事，也实在不想做，所以我保持缄默。

但凡我写什么病，那接下来一阵子，就会不停地来相关病的患者，所以写不写，也是要考虑很久。这些年来，我也写过几篇和焦虑、抑郁、暴躁相关的文章，这些文章都在我的微信公众号里。

我就是这样一个普通的人，总是怕麻烦。

可既然出来坐诊，年深日久，不可避免会接触到这些患者，慢慢地，也积累了一些经验。我想着分享一下这些心得。我不指望能得到什么赞扬，就是希望自己对社会有一点用，在茫茫人海中，给一些迷茫的人带来一点点微小的启发。因为我经常学《长江七号》里的台词跟女儿讲："要做一个对社会有用的人。"

开心，在七情中，属喜，为心所主。所以，开不开心，看心。

我们学中医基础理论时，应该看过这样一句话：血液是精神活动的物质基础。所以，精神活动，必须要有物质支持，光从心理方面去解决心理问题，是不够的，还得有血。

喜是这样出现的：血——心的气化——喜，就是这样一个过程，血很关键，要保持一定的水平，不能少了，血虚了就不开心。（本文中所说的血，包括了我们平时所说的血管里的血，但又不仅仅是这些。不是完全由血常规来判断是不是血少了，而是要从中医的角度去看血虚不虚，血虚主要表现有面色苍白，目内眦、眼睑、牙龈、甲床淡白，心悸，头晕眩晕，手足发麻等。）

既然知道血虚了会不开心，那么我们再看看，是由什么原因造成的血虚。

先从血的来路看，脾生血，有没有营养的摄入方面导致脾不生血？有没有什么生冷、寒凉食物损害脾的功能？

再从血的去路看，什么东西会耗血？脾固摄血液，脾气虚了，会有一些少量的出血没有留意到（包括长期月经淋漓不尽等）。还有冲为血海，怀孕后气血大量聚集到冲脉和任脉养胎，会导致血分配给心脏的份额减少。长期的熬夜，血不归肝，一直在暗耗，血得不到补充。

以上是简约的分析。

我学习中医近二十年，也看过不少书，很少看到有去分析心理疾病的中医书籍，能借鉴的非常少。像中医内科学，也就仅有一个郁证。而中医妇科学根本就没有，我刚翻了《夏桂成实用中医妇科学》才看到一节《产褥期抑郁症》，谈得也比较表浅，但相比以前的教材，算是一大进步。

有一条脉，很少有人提，叫胞脉。《素问·评热病论》云："月事不来，胞脉闭也。胞脉者，属心而络于胞中。今气上迫肺，心气不得下通，故月事不来也。"这个胞脉，属于心，又络于胞宫中，是心与子宫相连的一条脉。从这一条脉，我试图去分析子宫，每个月流出来的血，是通过胞脉从心脏获得。如果这月经的血出得多了，那心血就不足了，就会开始出现"喜"的能力的衰退。还有一种情况，那就是怀孕，中医认为以血养胎，这个胎儿，"吸"了十个月的血，其实吸的就是心血。怀孕的人，很容易心慌、胸闷，常常血常规中都有见贫血。当然也可以说，怀孕了，由于孕激素的影响，体温升高，耗氧量增加，这些西医的知识我也学过，但我是纯从中医角度去思考的。讲到这里，我是不是都是凭空瞎想？不，在《妇人良方》中，有一个方子，治闭经的，叫柏子仁丸。你去翻《中药学》甚至是《中药大辞典》，都没有提到柏子仁能通经，可是为什么有这样以宁心安神为主药，并以柏子仁命名的方子，却是调经的呢？你可以说里面的泽兰、牛膝可以通经，可是方子为什么又叫柏子仁丸，不叫泽兰丸？且柏子仁的药量最大？说调心也没有错，但也同时调了心所主的胞脉，胞脉要是堵了，血就不下到胞宫了。这是胞脉之病，说是脉，更倾向于络，柏子仁质润，有通络的作用，这样一来，就能理解这个方子了。这是一个侧证。

我在门诊中，治一些偶发月经后期，气血充足但月经要来不来的患者，取心经络穴通里，针完没多久就来了。你也可以认为这是个案。

这些中医的知识，只有基础理论熟了，又有一定的临床经验，你才能去联系起来。也就说，我把心与子宫联系起来，再看为什么"女人容易不开心"。因为子宫大概是女人中血的去路最多的一个地方。这也就是为什么很多气血不足的女人，生完孩子后，马上就不开心了？原本胎在腹中的时候，由于胎儿的挤压，血还能充盈到心脏，一旦娩出胎儿，由于物理空间的变化，就像蓄水的大坝开闸了，上游的水量马上就少了，血虚的本来面目马上就显露出来了。于是出现不开心。不，不是不开心。我曾问过一个"不开心"的患者："你觉得抑郁症是怎样的？"她说："就是不开心吧。"我说："你再仔细想想？"她摇摇头。我接着说："我不是搞心理学的，不太懂抑郁症，但我从中医的角度看，抑郁更多的时候，是麻木，是心灵的麻木，开心不起来；没有愤怒，发不起脾气；没有悲伤，面无表情；没有恐惧，也不怕死；没有思考，反应迟钝；等等。"旁边正好有一位患者做完针灸从治疗床上起来，忙点头说："是是是，说得没错。"（这个患者刚好是做心理咨询师的。）

讲到这里，我就再深入讲讲，一个女人，如果她生在一个重男轻女的家庭，从小在吃穿上，在父母分配的爱上，在成长的照顾上，就会相对要少，这个是来路上的不足。结婚后，生孩子，耗去了大量气血。若是一个女人气血充足，倒还好，可还有很多先天就不足的人，生完孩子后就麻木了。生完后，能得到休养也可以。往往因为要哺乳，夜夜不得安睡，而细心照顾婴儿又是很耗费心血的事——从孩子刚出生，怕孩子被羊水呛到，喂奶时，怕被奶水呛到，时时关注孩子，让孩子侧身睡，关注孩子抽血查先天性疾病的结果，晚上以手探鼻息，时时关注孩子排便，经常会一宿一宿地没有睡好。

另外，女人往往还会遇到很多不愉快的事情，比如，在哺乳期，女人还可能发生堵奶的事，坐月子的饮食也不合理，与长辈的育儿冲突往往从坐月子就开始了，如果老公不理解的话，会认为这是矫情。

所以女性生完孩子以后，很多情况都会导致她生血不足。这样一来，能开心的物质基础就不足了，自然就开始麻木了——不仅是心灵上的麻木，常常还伴有身体上的麻木，如醒后的手麻、舌头发麻、头皮发麻，这叫不仁，就是缺血造成的，这种现象反馈的就是血虚，久了月经量会越来越少、掉发、头晕目眩、健忘等。

教材上说，产后抑郁症多在产后两周发作，产后四到六周症状明显。如果初期干预治疗，约 70% 能在一年内治愈，极少数可持续一年以上。但是我碰到的，不少是长达数年的，都说要不是为了孩子，早就不想活了。

长期身体虚弱，得不到正确的营养补充（并不是补药就好，或者贵的食材就好），又得不到充足的睡眠，加上夫妻不和睦、婆媳关系紧张，所有的这一切，都是可以令心血得不到及时的补充。长时间血虚，造就长时间抑郁，所以可以长达数年甚至数十年的不开心，就是一个"低电量"生存的状态。

你试试感受一下，笑起来，是不是需要花费你的力气？笑是要有能量的，低能量，就笑不起来。气血充足，不仅能让人开心，还能让人大度，可以打得过老公、怼得动杠精。

再强调一下，熬夜（没什么自由时间，舍不得睡），育儿中的亲子关系（辅导作业和习惯养成），夫妻关系（老公是甩手掌柜不说，嘴还不甜），婆媳关系（公公、婆婆插手太多，尤其是对于孩子的教育和习惯养成这一块）以及各种烦琐的家务活（无法解放自己）都会长期暗耗心血，这些事情不是让人骤然失血，就是一点一点地暗耗，温水煮青蛙般地耗。

很多女人就这样，一生在郁郁中度过。至于我怎么治？就是补益气血，并帮她们骂老公。用得比较多的方子，还是归脾汤加味（请在医生指导下使用本篇文章涉及的药物和药方），有时八珍汤、人参养荣丸、龟鹿二仙胶也行，有时加点化痰药，有时加点活血药，有时又加点疏肝药，有时又加点补肾药，没有统一的方子，就是加加减减。很多时候会用针灸，经常碰到针完说心情好的。

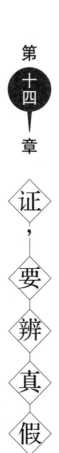

第十四章

证，要辨真假

# 至虚有盛候

一位患者在我的微信公众号里面留言说：

> 从小到大我很容易起风疹，工作几年后学会吃辣，再也没出过疹。还有一次因七月份学车，太阳很猛，车场非常热，回来颈部开始痒，之后一见阳光就痒然后起疹，后来在家热一下也起，非常痒。看了几个医生，吃中药、西药，擦药膏，效果不好，后来我妈给我炖了两次高丽参加鹿茸吃，几年也没事了。

我回复这位网友说：气虚导致气郁，因虚致实，你这个歪打正着的，也是很厉害了。

我向一位认识了十几年的学长再确认过一事，具体如下：

学长的父亲是中医，在我们县城里教出过不少徒弟，算是医三代了。在大学期间，我去过学长家，他父亲还教我怎么炮制甘草、酸枣仁等。

我想起一件他父亲的医案，也是他父亲当年思考了很久的医案——有一位四十来岁的男性患者隔三岔五地扁桃体化脓，吃药清热解毒后能下去，可是没多久又反复。

有一次，高烧不退，患者自己也感到绝望了！是的，谁隔三岔五地高烧，都会感到绝望！

不过家里正好还有没用过的鹿茸，扔了怪可惜！

于是，他拿着鹿茸，就这么炖了碗水，闭着眼就喝下去！

没想到，当天高烧就退了，而且扁桃体化脓也吸收了！

这种高热化脓，看起来，就像是热证一样！但有一个可能，就是他本身是肾阳不足！因为事隔太久，已经想不起这个患者的其他的伴随症状！猜测可能有手脚冰凉、腰困如折、遗精、脑鸣或脑发空等症状！

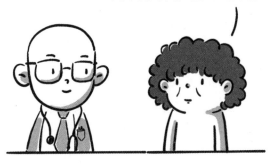

范大夫，除了感冒引起的发烧，其他的发烧，是不是都是阳盛引起的呢？

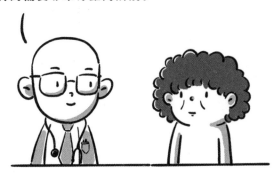

那不一定，阳虚（气虚）也会引起发烧，阴虚也会发烧。到底是什么原因引起的，真的需要非常仔细的辨别。

至虚有盛候有时候能看出来，有时候，真的藏得很好，迷惑了很多医生！

以至于使医生自信心受损，患者也受折磨。

去年我也有一女患者，产后体形稍胖，每天一到晚上就高烧，同时扁桃体充血发炎，连续烧了一周。

当时我就用补法，我认为到了晚上发热，是阴虚发热，于是用了六味地黄汤（请在医生指导下使用本篇文章涉及的药物和药方）为主，稍合用金银花、连翘等透热药！

她服了一两剂，就不再发烧了，喉咙也不痛了！

我用补法退热的事，也写过不少了，气虚发热、阴虚发热，比如用过补中益气汤退高热、七味白术散退连续一周高热。

临床还碰到过血虚发热，我用了归脾汤合四物汤退夜间高热。

我还有个患者治别的病，当时她有一个指甲是灰指甲，我认为是血亏，肝血也亏，甲为筋之余，肝血不足，甲则营养不良，甲之正气不足，易招外邪，所以灰指甲！我给开的是归脾汤加味，她自行配合建中汤，如此反复服用半年，灰指甲基本上看不出来了。

类似吃了鹿茸而治好病的阳虚发热的患者，临床上，我用过近效术附汤退热，不过患者的主证是眩晕，伴有轻微发热。

皮肤病里面，有些四弯风①，我用普通的祛湿法，常常会遇到到瓶颈，后来改用滋肾阴的方法，反而好得快！

所以，很多病，看起来，是个实证，背地里其实是虚证的也不少！

中医，学无止境！

---

① 四弯风（西医病名：异位性皮炎）：肘、膝关节曲侧窝的湿疮。

# 有些病看上去是热病，其实是寒病

我写过一篇名为《至虚有盛候》的文章。其实还应该写一篇《大实有羸状》的文章。不过，大实有羸状患者很少遇到，但是与之相近的，真热假寒的，我倒是治过不少。

比如，我曾治疗过一位学生，就是"真热假寒"的病。

该患者主诉就是畏寒怕冷半年。

他在香港读博士，离深圳近，我看过很多香港的患者，也有很多去过香港的深圳人。大家差不多都吐槽过香港的空调，那真是冷得很。包括我自己去香港，也体会过香港的空调，是真的开得非常冷。

这位患者，就是因为在香港读书，空调吹得猛了，这半年来，慢慢出现了畏寒怕冷的症状，而且特别容易感冒，在大夏天别人穿单衣短袖，他得穿两件厚衣服。

我查看他的舌，舌红苔白，咽稍红。再给他把脉，他的脉是教科书式的一关独大，是左关独大。

左侧关脉反映多是肝，聚拢成豆，这是郁——肝郁。他仅仅是肝郁吗？我觉得不一定，需要结合他的症状分析。

他主诉是寒，兼易感冒。

这种情况可以是阳气内郁而不能外达。

一个二十多岁血气方刚的男子，是什么原因造成的他阳气郁而不能外达呢？

是因为读博士的时候学业重，压力大造成的吗？

　　还是环境因素造成的呢？空调冷，寒气易由外而入痹阻肺气造成内郁。

　　还是因为人际关系不好造成的呢？这个我不知道，不清楚患者发病前有没有情绪的创伤，毕竟把脉不是算命。

　　外寒是真寒，只是这个外寒是次级病因——外寒是因为阳气郁在内不能向外均匀敷布而造成的。

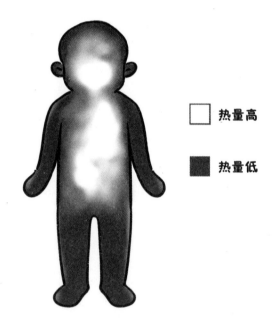

**人体的热量不均匀**

他的根本病因是肝郁。

　　那么，只需要解决主要矛盾——根本病因——肝郁，则次级病因外寒可不药而愈。

　　关于肝郁与阳气内郁的鉴别，此处无法展开详讲，总之肝气郁的时候可以造成阳气内闭。

　　当时我跟学生说，这是教科书式的脉象，一定要好好看，什么叫左关独大。

既然是教科书式的脉象，那当然是开教科书式的方子。

我给开了五剂丹栀逍遥散加佩兰丝瓜络（请在医生指导下使用本篇文章涉及的药物和药方）。

一周后，他来复诊。他反馈说畏寒的症状明显缓解，但头部仍畏风，并易腹泻。我再把脉，左关稍平。

守方，加僵蚕、蝉蜕、连翘透热。

后来再复诊，说已不畏寒，吹风不感冒，在地铁内都可穿单衣，并且自觉燥热。

这是内郁之热已经外达，表寒之症不药而解，阳气能达体表，故易感冒这个症状也会改善。

所以我加强疏肝透热，调理气机，以四逆散加银翘、僵蚕、蝉蜕、薄荷、佛手、香橼，七剂。

开完药，我说，你这个热要透出来，最好发个烧，身上出个疹子，流个鼻血，就算发完了。我可是没有开药热，为何你会觉得燥热？

那是你本身郁在里面攒的热。

这下透完了就好了。

透完了，再开点滋肾水的药养养身体，基本上就没有什么问题了。

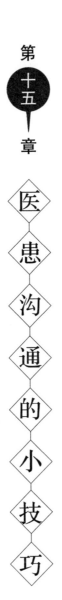

第十五章

医患沟通的小技巧

# 从荨麻疹的透发看排病反应

我们陆河老家有腌一种咸菜。用的是一种我们当地叫"大菜"的菜，其他地方叫芥菜，腌完有点类似酸菜鱼里的酸菜。

这个咸菜怎么腌制的，我想不出来很多细节了，印象中是一个大瓦缸，把大菜和盐还有其他调料一层一层地混在一起，总之要盖上盖，用石头压下去。也记不清有没有封起来。但是我印象非常深刻的就是，大人叮嘱，腌好后开菜缸时不要靠太近，别被烫到，这应该是一种夸张的说法，但大意是腌制后，沤久了，里面发酵，会产生热量，开缸时，热气会冲出来，别被呛到。

酿酒的人会用手去感受酒缸的温度，如果酒缸温度太高，酒就会发出酸味；温度太低，酒就会发酵较慢或者是不发酵。

这跟我们中医看病很相似，把手搭在脉上，有时候不是感觉脉动，而是感受温度。如果内有热的人，你能感觉到从诊脉处的皮肤深层有热量一点一点地往外渗出。如果内有寒的人，你能感觉到那寒气透过皮肤从指尖钻入医生的手指。

你能感觉到一种热气由内而外，想要出来吗？我曾经写过一例肺炎，其实那个肺炎患者的症状，更像是寒邪、热邪及痰混合在一起，包住了肺，就像是咸菜或酒料一样，闷在里面发热，让肺里面产生的热无法出来，从而出现了憋喘。说白了，就是寒包火在肺。麻杏石甘汤（请在医生指导下使用本篇文章涉及的药物和药方）里的麻黄就是解外寒，石膏清里热，只要把里面的热透出来，一来二去，肺就恢复了正常。

之前我写过湿退热出的病理——就是湿包住了热，把湿化开了热就会从里面出来了。这个热可以从四面八方出来，比较常见的就是皮肤起疹子。

那你怎么确定这个人的身体里面是有热？而不是得了一个新的皮肤病？其实有好多途径去判断。

第一点是看脉象，就是跳得快，或出现了滑，或濡数，然后脉处的温度比较高，有热慢慢地从皮肤深层透出来。

第二点是看舌象，一般舌苔比较厚，这就是湿重，因为湿把热包住了，热出不来，热气上攻到舌头，舌头就会热胀，胀的表现就是鼓起很多小红点，即红刺。

第三点是一般伴随口臭，咽红，或扁桃体慢性肿大。

第四点是这个以上几点都有了，如果心中还不确定，那就让患者躺下，用整个手掌放在患者的胃脘处，感受一下肚皮的温度，是不是有热渗出来，如果是，则意味着肠道的温度过于高。

还有几点就不细说了。

通过以上几点判断了患者有热在内的话，那么原则上就是需要透热了，把湿化开让热出来，不要管是什么病名，就是内有热要放出来。

不放出来热，它就会在里面作怪，会让人睡不安，出现流鼻血、喉咙痛、长痘痘、口臭、皮肤油腻、M 型脱发、手心热等症状。

以前，看过一个小朋友，他得荨麻疹很久了，平时靠吃西药控制。

家长带着他到了我这里想试试中药。他除了荨麻疹，还有一些其他的症状。

睡觉前畏寒，盖被即盗汗：这看起来是一组矛盾症状吧？怕冷，是表层有湿邪，湿是阴邪，所以怕冷；一盖被就盗汗，那是里面有热，这一盖被，就更热了，不出汗散热，那怎么散热？只能是盗汗，这就证明外湿内热了。这个湿包热的人，最容易出现冬天手脚冰凉，夏天手心发热，不能盖厚被，一厚就胸闷恶心。

打鼾：胃经和大肠经在迎香交接，胃肠湿热就容易堵在鼻。

腭扁桃体肿大：胃经经过咽喉，有热就容易肿大。

手指脱皮：一般是有湿，我在有些文章里论述过。

喜吃肉：会造成胃中有热或湿热。

肛周瘙痒：这个就是大肠湿热甚至入了血分。

舌淡红苔薄，脉滑肤热：你看，这不还是有热嘛？

我给开的甘露消毒丹加味以化湿透热，让他吃了一周。

幸好在开药的时候我交代过，吃了这个药瘙痒肯定会加重。他妈妈问我如果太痒了，能不能吃西药。我说如果能熬过去最好，但是如果痒得不能睡觉，怕影响学习的话，吃也可以，反正我这里给你慢慢透发——这个小朋友吃了药以后，果然如我所言，身上的瘙痒越来越重。

因为有交代的缘故，他妈妈没有慌。

接下来，小朋友的胃口就开了，肛周的瘙痒缓解了。

我还是有点不放心，小朋友复诊时，我确认一下脉，是滑脉，而且皮肤往外渗热，里面肯定是热。于是我在原方的基础上，再加强凉血透热。

后来复诊时，她妈妈说："范医生，我听了你的，就决定要扛过去，发得很严重。"如果前面我没有交代的话，家长一定会找我算账的，普通人肯定会以为我治坏了。他妈妈给我看照片。他的皮肤肿起了一大片，又红又痒，好几个晚上没有睡好觉，可以说是很痛苦的。最后他连嘴唇都肿起来了，就跟电影《东成西就》里"欧阳锋"嘴上挂的那两根香肠一样。

我安慰道，贼不走空的，一定要带点什么东西出去的，这个热要出去肯定要让你难受一下的。我见了太多排病反应了，有人发红丘疹，有人发荨麻疹，有人流鼻血，有人燥热失眠，有人喉咙肿痛，有人发高烧到40℃，有人全身皮肤像蜕皮，有人腹痛拉黑水、酸臭水，有人关节突然作痛，真的太多了，你这种也算是严重了。

他妈妈说，熬过去了后，虽然这两天还发荨麻疹，但程度轻多了，就零星的一些；手指脱皮好多了；打鼾也轻了很多；原来是早上起来咳嗽、咯痰的，也不怎么咳了。

可是我把了脉以后，发现还有热没有透完，于是给他继续透热。我又给他开了一周的药。

我再次给他强调了要忌口，不要吃太热性的东西，也不要吃黏腻难消化的食物。

只要能够忌好口，加上我开的药物助攻，相信很快就可以好。

这个透热现象有点类似瞑眩反应，也可以理解为排病反应，但是很多初学者不一定真的理解排病反应，反而把一些副作用当成了排病反应，从而耽误了病情。

比如一些本身就是热证的人，吃了热的药，出现了流鼻血，那么这个就是副作用了；反过来，一些本身就是热证的人，开了透热的凉药，本身是治疗出鼻血的，却反而出现了流鼻血，那么这个多半就是透热反应或都说排病反应了。

怎么鉴别，要有一定的临床经验之后，才能慢慢地体会到这个问题的核心，不是文字上的阅读能搞清楚的。

# 如何向医生表达自己的病情

说实话，来看病的患者，确实是属于弱势群体，隔行如隔山嘛。

但我真的经常遇到哭笑不得的情况。

身体是自己的，有些东西，我觉得作为一名患者，还是需要掌握一下的。

首先，你要看病，多少得要清楚自己的状况吧。

下面是一些场景。

问：多少岁？

答：我72年的？

问：多少岁？

答：我72年的。

问（怒气值0）：到底多少岁？告诉我多少岁有那么难吗？你不知道自己多少岁吗？要我去换算一下吗？时间很宝贵，我们不要浪费在这种事上好吗？认真看一下病怎么那么难？你是不是更年期啊？

答：四十七岁。

问（果然快到更年期）：早说不就完了吗？说了多少岁，我好知道大体年龄段出什么问题。

问：出生地是哪里？

答：医生要查户口啊？

问（怒气值0）：我只是问一下籍贯，我知道你哪里人，就大体知道你的饮食偏好啊！你北方吃面，我消食就好多用麦芽啊！你草原，我就多用山楂啊！你南方，我就多用稻芽啊！我问一下怎么了？你敢不答吗？

答：不敢。我就深圳本地人。

问（怒气值还是0）：早答不就完了吗。回去炖你的汤！

问：结婚了没有？

答：有介绍吗？

问：一边待着去。我是看你肾气耗得怎么样。

问：怀几次孕，生了几个孩子？

答：两胎。

问：顺的，剖的？

答：一胎剖，二胎顺。

问：什么职业？

答：上班的。

问：这不废话吗？你告诉我，这里哪个不上班？我是问你，做什么的，我考虑职业病。

答：我做研发的。

问：你哪里不舒服？

答：我没有不舒服？

问：没有不舒服就出去。

答：不是啊，我睡不着。

问：那你不是说没不舒服吗？

问：你哪里不舒服？

答：我哪里都不舒服。

问：具体怎么不舒服？

答：我也说不上哪里不舒服。

问：你想我解决什么问题？

答：妇科问题。

问（怒气值10）：你这个范围很广，你是月经问题？白带问题？妊娠问题？产后问题？

答：医生说我内分泌失调。

问（怒气值20）：内分泌，内分泌？哪个内分泌？下丘脑—垂体—甲状腺？还是下丘脑—垂体—肾上腺？抑或是下丘脑—垂体—性腺（睾丸／卵巢）？到底哪里有问题你倒是讲清楚啊！

答：就是月经不调。

问（放弃怼了）：怎么个不调法？算了，多少天来一次月经，每次来多少天，来月经时小腹痛不痛，经前痛还是经后痛，是坠痛，还是刺痛，还是空痛，还是胀痛，月经是点滴不尽，还是哗啦啦。

掌握了这些信息，我才能知道，是月经先期还是后期，量多还是量少，是崩还是漏。

问：你有什么不舒服？

答：我鼻炎，还有胃炎，对了，还有痔疮，还有肠炎。

问（扶额）：拜托你说不舒服就行了，不要给我报病名。给我病名参考意义不大。你鼻炎，你就表达一下症状就行了，你是鼻塞，还是流涕，还是打喷嚏？什么情况下发作？见风发作？流的黄涕还是清涕，是稀的还是稠的？

你胃炎，你倒是给我讲清楚，你是胃痛，还是胃胀，还是泛酸水，还是烧心？

你痔疮，你倒是告诉我，肛周灼不灼热？痛不痛？出不出血？掉没掉出来？

中医，更多的是想了解症状！

说一万遍，我们更关心症状。

问：你想解决什么问题？

答：我脾虚、我气虚、我血亏、我胃阴不足、我肾阴不足、我肝火旺、我肝气郁结。

问（扶额）：打住，我不需要知道你对自己的中医判断（或其他医生对你的判断），我只需要症状，说你到底哪不舒服？

答：怕冷，尤其空调风。

问：你有什么不舒服？

答：我失眠。

问：是入睡困难？还是多梦易醒？还是早醒，醒后再难入睡？

答：老做噩梦，被吓醒。要么做一晚上梦，醒来好累。

问：多久了？

答：好久了。

问：好久是多久？一年？十年？

答：三年。

强调一万遍，我们更关心症状。

说实话，时间太宝贵，我一定不会问无意义的问题。

具体怎么表达自己的病情，可以参考我微信公众号上的一篇名为《假如真有一天要网诊，我肯定会要知道一大堆信息》的文章。

看医生，一定要搞清楚主诉！

主诉，就是你觉得最想解决以及最不舒服的症状，还有这个症状持续的时间。

表述尽量精确，医生辨证就会准很多，药开得准了，患者就少吃苦头。

# 我这病能断根吗

范医生，我这病能断根吗？

断的哪门子根？

有些人，要"断"掉子孙根，才能不再犯病！

不是开玩笑的，有些病的病根，就是房事太过引起的——曾经有一段时间，有好几例肺结核的患者来治疗，都是吃了半年的西药来的。他们还有热象，因为脉挺数的，但是舌头却是齿印很深，舌面看起来淡胖嫩润，这意味着他们脾虚得厉害。他们吃的治疗结核病的西药，虽然能抗结核杆菌，但确实又伤脾胃，事难两全啊。我给开了健脾又化痰热养肺阴的药。

肺结核在古代叫肺痨、尸疰，这个病有个需要特别注意的事，就是要克制房事，病好了，也要注意有所克制。男的管好子孙根，肺结核这个病才能断根。女的也一样。

好了，以上是半开玩笑的话。

回到正题。

遇到患者问我这个问题时！我通常用一句话把对方给噎住了。

"你这次感冒好了，能一辈子不再感冒吗？"

"你先给我解释解释，什么叫断根？"

"你先给我说说，你这病是怎么得的？"

"我管得住你的嘴吗？我管得住你熬夜？我管得住你抽烟？我管得住你喝酒？"

打住……

如果你的钱不够多，就好好爱护身子，别成天自己糟践自己，没钱就不要学人家生病。真的，看病是很费钱的事儿！

每一个人的身体都是昂贵的，就你这份收入，你挥霍不起。

别不信范大夫的，我在替你省钱。

当然，即使你有钱，也要好好爱护自己的身体。如果你糟蹋身体得了病，难受的是你自己。即使你能够出得起钱治病，但是治病不像买东西一样花钱就能解决，有些病得了，治疗起来是很麻烦的。

# 温胆汤泡脚真的能治病吗

一位患者的家长在微信上给我说了一段话：

范医生好！

女儿下月初满 12 周岁。大约一年多以前，无意中发现女儿的右脚背（临泣？）附近皮下长了一个小黄豆大小的硬颗粒，旁边还连着一颗很小的。

女儿属于比较急躁的那种孩子。脾气很爆，像炸药库。

刚发现时也有点着急，但不知道咋办。去年（2020 年）年底学期快结束时，实在是受不了她每天脾气爆发，家里整天硝烟弥漫，自己焦虑到受不了，喝中药又不方便，就给孩子买了范医生的青果膏（一款药食同源的植物饮品），每天两支，连着喝了两盒。第二盒快喝完的时候，女儿晚上又跟着我煮温胆汤泡脚，大概泡了十天，中间休息了两天。后来懒，自己吃不消就停了没泡了。青果膏好像停了一点时间，炸药桶又爆了，又买青果膏来吃了一盒就过年了。

过完年正月后，又想着泡脚，女儿突然自己发现那个硬硬的颗粒竟然没有了。

我回复这位家长说：青果膏（请在医生指导下使用本篇文章涉及的药物和药方）调肝，肝胆为表里经，有协同作用。足临泣为胆经穴位，所以有治疗作用。

这个病例很有意思，她的脚背足临泣穴处长了一个硬疙瘩，先是吃青果膏然后又泡脚，然后再吃膏。那她究竟是吃好了还是泡好了呢？

这个一时半会儿也说不清楚。那在讨论这个之前我们先说一说泡脚的事。

我也不知道什么时候开始流行泡脚的。前几年在门诊的时候，总是碰上这种患者——给她开完了中药，她就问我可以泡脚吗？可以泡温胆汤吗？

我那时候真的是挺不耐烦的——脚上又不长嘴，它又吃不了药，你天天泡。那你就泡脚好了，你开什么中药啊？

其实我烦的不是泡脚。我烦的是什么病都拿一个方子来泡脚，比如温胆汤。不管什么病，有些患者总拿温胆汤来泡脚。

真的是温胆汤包治百病，温胆汤打天下。

你泡脚，方子也要辨证论治啊！一个本来很虚、很累的人，经不起消耗的人，你来一个化痰、耗气的药去泡脚，泡完人不更累了吗？

所以那一阵子，只要问温胆汤能不能泡脚的人，我都没给好脸色。但是随着我的年龄增长，脾气好了一点。人家再问的时候，我也就没有那么的犟了。

有人想泡脚吧，我说你别泡什么温胆汤了，我给你开的药，你在第二三煎的时候或者第四煎的时候，你把那个药渣煎完之后，拿那个药渣水去泡脚。这样既满足了你要多补补的心愿，也损不了我的治法治则。正所谓两全其美。大家和和气气、开开心心的。

你泡你的脚，我开我的药。反正都是想病好。可以用药渣泡脚。

我为什么不反对泡脚了呢？因为他们用的是剩下的药渣泡脚，是我辨证论治之后开的，不是千篇一律的用泡温胆汤泡脚了。这符合我的处事原则。为什么这么说呢？是这样的，我不是看了挺多小孩吗？有些是只有几个月大的孩子。家长根本就灌不进去药，也不想让他们吃药，那怎么办呢？那我就开药给你们泡澡。

我就用这种泡澡的方法治疗过一位湿毒重的小朋友，这个小朋友全身起皮疹了。像这种就是用泡澡的方式把它泡缓解了，这个小朋友当时好了，有一阵子她又复发了，这个小朋友的家长又找我来改方子再泡。

但是这个小朋友的皮疹反反复复，这种问题，需要考虑到饮食的问题。比如有些是奶粉过敏，或者其他食物过敏，还会造成这个皮疹的反复发作。

这个泡药能缓解疾病，但是要治好，就一定要从源头上去解决问题，而不是单靠泡药就好了。

杠板归泡澡也可以治疗这种湿毒。它泡澡不仅能够治疗一些皮肤病，这能治疗感冒、咳嗽。

之前就有一些不愿意吃药的孩子，家长就想给孩子泡泡。我当时想，你想泡就泡吧，孩子实在吃不下中药，那就试试吧。我给你开个方子看看有效没效。

没想到泡完澡之后，她的烧也退了，咳嗽也好了。我就觉得中药的处方挺有意思的，除了喝有效之外，泡它也有效。

从那以后呢，我基本上就不再怎么反对人家去泡脚。但是强调一点，我反对的是一个方子包治百病。

你要泡脚也一定要辨证泡脚，要泡澡也是辨证泡澡，而不是一个方子用到底。

只用一个方子，它不符合中医的辨证思维。

其实，不仅中药，很多东西都可以通过皮肤吸收进去的——最常见就是感冒发烧，用棉球吸点藿香正气水放在肚脐上，只要是暑湿感冒的，还没有化热的，效果就都不错。

还有就是一个人去游泳，游泳池里面有消毒粉，如果他对消毒粉过敏，从游泳池出来之后，他会全身皮肤瘙痒，这也是显示了皮肤的吸收作用。

再比如我小时候，老家的老人经常劝我们，夏天的时候河里（田里）的水，被太阳晒得很热甚至很烫，你这个时候就不要贸然地下水，否则会被水滋到。就像烧红的铁块"滋"到冷水里那种"滋"。因为这时候水是很烫的，你脚进去，湿热马上就入脚。要么就容易脚出现溃烂，要么就是脚会变得酸软无力或者红肿热痛，久了之后就是肌肉萎缩。它可能不是马上发作，但是老了之后腿脚很容易出问题。

无论是中药、消毒粉，还是无形的湿热，它都可以透过皮肤吸收。皮肤吸收外面的东西，可以治病，也可以致病。所以你泡脚方子可以治病，但是治则错了也可以致病。

我为什么反对一个方子泡脚泡到底的，就是因为我在门诊碰到很多泡坏的，不是泡艾叶泡坏的，就是泡温胆汤泡坏了，还有泡姜泡坏的。

一个体热的人，本就肝经火旺的人，去泡艾叶，泡了一个月，月经崩漏了。

一个心脏虚的供血不够的人，应该泡补药的人，他去泡这个温胆汤，结果越泡这个心越虚。为什么呀？治疗方案反了，当然会起反作用，你不辨证就随便用药物泡脚，这怎么行呢！这才是我反对的理由。

不过有人二十四个节气都在泡白水，这个倒挺好的，我觉得，起码白水温和。

说到最后我也没说明白，文章开头里的那个孩子的右脚背黄豆颗粒大小的硬颗粒究竟是泡好的呢，还是吃好的呢？

而我现在觉得有协同的作用，作用是叠加的——足临泣在胆经的位置上，胆经和肝经又是表里关系，调肝的时候，胆也可以被调理到。

另外，肝出问题了，肝是里，肝要出表，走到表就是胆，出现在表经上，邪气会出到胆经上，所以虽然看到的是胆经足临泣的硬节，但源头也可能是来自肝经。青果膏有疏肝理气的作用——它不仅能疏肝理气，它还柔肝，就是让人温柔下来。对于缓解急躁的脾气是很有用处的。但青果膏它总体的药性还是偏凉一点，阳虚的体质不适合，或者阳虚的人要用的话一定要加温阳的反佐药物。比如搭上附子理中丸吃或者椒梅茶①。

---

① 椒梅茶：作者自拟经验方，组方为南瓜子、榧子、乌梅、花椒、紫苏籽、茯苓、橘皮、玫瑰花、干姜、肉桂、丁香、小茴香、肉豆蔻、刀豆、蒲公英。暖肝温胃，杀虫。

# 病的尾巴

某天早上遇到一个唇炎患者——就是嘴唇干裂。

可实际上她这个病，并不是她当下得的，而是另外一个病的尾巴。她在2016年得了一场病——川崎病。

川崎病损伤心脏。

百度百科是这样讲述川崎病的：

黏膜皮肤淋巴结综合征（mucocutaneous lymph node syndrome，MCLS）又称川崎病，是1967年日本川崎富作医师首选报道，并以他的名字命名的疾病。本病是一种以全身血管炎为主要病变的急性发热出疹性小儿疾病。高发年龄为五岁以下婴幼儿，男多于女，成人及3个月以下小儿少见。临床多表现可有发热、皮疹、颈部非脓性淋巴结肿大、眼结合膜充血、口腔黏膜弥漫充血、杨梅舌、掌跖红斑、手足硬性水肿等。由于本病可发生严重心血管并发症而引起人们重视，未经治疗的患儿发生率达20%～25%。

从上面的描述来看，我个人认为，这是一个外感病，而且是温病——温病中的湿温病。

而且它直接陷入了心包。

她通过广州的医院以及另外一个门诊的中医两年的调理，基本上心脏的问题——冠状动脉的病变都已经得到了很好的改善。但是之后一年，她出现了口腔炎，反反复复了一年，也经过调理，好了。

她来找我治疗的是唇炎——嘴唇干裂。她这个病其实是一个营分病变，营阴不足，且有郁热。在我看来，这其实，还是当初那场病的余烬。

唇炎也好、舌炎也好、口腔炎也好，它其实是一个郁热往外透发的过程，它透了足足两年，到现在也没有透完。

她这个一开始伤到心脏的时候，就已经是邪陷心包了。

我看了一下前面的中医用的药，基本上就是犀角地黄汤（请在医生指导下使用本篇文章涉及的药物和药方）、清营汤加味，就是透心包郁热，透营血分的热，把它透掉了，同时还滋营阴。

因为用的方子很对症，她这个病就慢慢地好转。

我看了那厚厚一叠的处方，这个方子持续加减的时间将近有一两年。

所以，我当面对家长说，你们找的这个医生很好，有方有守，也难得你们能坚持两年多。我在门诊的时候几乎从不评价前面的医生的处方，但是这个医生的处方，让我内心忍不住赞美，处方真的很漂亮。

现在看书都很少能看到让我击节赞叹的医案了，门诊上遇到活生生的医案，忍不住还是赞了。

得这个病可以一瞬间，但是善后要很久——可能她后面的尾巴需要几年的时间来修复，心脏好了之后，她往外透心热。心开窍于舌，所以可以导致发舌炎。胃有火，透胃热，可以导致牙龈肿烂。脾有火，透脾热，可以导致唇烂，可以导致口腔炎。

她这个病太热了，一下子就把营阴给烤掉了，她有很明显的阴虚的一个表现——她原来持续时间有一年多的剥苔，经过这些调理之后呢，剥苔已经消失了，但是舌头上还有起刺，就是我在很多文章里讲过的郁点，已经突起，而且非常多，所以她这个时候还是有郁热要继续透发。

这位患者表现的只是一个唇炎。

你去看这个唇炎，如果仅仅关注唇炎本身的话，其实是很容易出错方子的。

你不去了解患者的病史，不去了解患者两三年以来甚至更久时间以来的状况就去看这个病的话，其实是很麻烦的。

所以我们看病的时候要溯本清源，去寻找这个疾病的源头在哪里。

找到了这个源头，还要分析这个源头的病机，推测大概率会损伤哪一个部分，像这位患者最明显的损伤就是营分。

家长还给我反馈说，她患这个病的时候，嘴唇红得像出血一样，那舌头也是红得像出血一样。

所以我们治病的时候，要去了解患者的足够长的病史。

这位患者让我想起了以前另一位患者——她也是川崎病，但是她的反应就是走不了路，下肢无力，湿热伤了下身的经络。给她清了湿热之后，就可以走路了。

再来说一位患者，是 2018 年 10 月 10 号因为肺炎住院的一个小女孩。住院之后，也出现了邪陷心包的情况。她出院后出现了早搏。一天二十四小时的心电监护，刚开始一天之内出现 7 000 多次的早搏，发展到一天 16 000 次。

我把听诊器放到心口，就会很明显地听到一分钟之内有多少次的早搏。经过治疗之后，慢慢地再听的时候，要听好久才能听到一下早搏。

我用过清营汤加味给她治疗，后面也用了复脉汤。

她现在早搏的频率越来越少。但是这十个月期间，如果遇到发烧，她的心脏又蹦蹦地跳。她妈妈拍了视频，隔着衣服都能看到心脏乱跳，这个叫宗气外泄。她发热的时候，能达 15 000 多次的早搏。

经过 10 个月的调理，到现在她一天是 1 000 多次的早搏。到 2020

年暑天时，基本不再早搏。

再讲一位患者，他是一个男孩，他是自汗加盗汗。一天到晚都是大汗淋漓。他每天晚上睡觉，被子要换一套，衣服也要换几套。初中学习压力也大。

他有个习惯，就是每天要吃牛排，一顿可以吃两三块。

他非常燥热，一直出汗。

我给他用了什么方子呢？治疗阴虚盗汗很简单——六味地黄汤，用生地，再加上二至丸养肾阴，另外还加了金银花、连翘这些透热的药。

他是典型的阴虚火旺。他这些情况怎么来的呢？这是他长期食牛肉、羊肉造成的，这些食物热性大，他没有那么大的体能消耗，另外他人还懒，根本不运动，他吃那么多的热量进去，只有通过出汗才能把这个热散出去。

我想表达的是，这是一个长期饮食习惯造成的症状，你只是注意他们的汗不行，你必须考虑他们的饮食结构。你看，这是不是也是一个病的尾巴？

某天早上，我接诊了一个六岁的小朋友。他也是动不动就一身大汗，在空调房里面都出汗，一天要换几套衣服，动不动就流鼻血。他上周稍稍喝了一碗鸽子汤，鼻血哗哗地流。睡觉的时候鼻塞，另外他还腺样体肥大。

开完药，我问："还有什么问题吗？"家长就问："经常吃虫草行吗？"我再问，原来他平时黄芪、当归、党参、花胶等补品也没少吃。

这个小朋友是因为药物造成的阴虚火旺，同时产生痰湿，造成了鼻塞和腺样体肥大的病症。

他吃了这么多补药，出现火旺的表现，这也是一个病的尾巴，这是因为他前面吃的补药造成了后续的反应，所以我们要根据他前面的生活习惯来开处方。

小儿易虚易实，错误进补，致气血两旺，此时，宜清宜泻。

综上，我们看病，不要只看当下这个病。要看是不是以前的问题产生了后移的一个反应，一个长尾的效应——就是它的一个尾巴而已。所以我们医生做的事，有时候根本就不是治病，是在善后。

这个善后的时间可能也要非常长，你吃那么多虫草，吃进去了天地精华不是一两服药能清掉的。

吃进去的多余的天地精华，它是慢慢释放的，你要放那个热，就得出汗，出个几年才能出完是吧。

我以前治疗过一位产后的女士，也是盗汗——她在怀孕的时候一天两三根海参吃下去，吃那么多热东西，身体肯定得把它透完，所以她盗了一年多的汗。

面对这个问题，面对这种情况，我们看病的时候，一定要有一个动态观。

不要静止、片面地去看这个病。而是要弄清楚这个病，是处于整个疾病的哪一个阶段，甚至是人生的哪一个阶段。

# 服中药后该留意的一些变化

很多人看完病之后，这么说："医生啊，我这吃完药，一点变化都没有啊！"

真的一点变化都没有吗？

他的没变化，应该指的是主诉。

所谓主诉，就是患者来看病的时候，感受最痛苦的一个症状，或者说是来看病的原因。

然而看病，并不是马上就能解决主诉的。

主诉可能是患者身上所有问题的冰山一角，是一个大集合里面的一个小子集。

主诉的变化很可能因为整体的集合的变化而变化。

也就是说，大部头大集合没有改变之前，这个冰山一角，这个子集，可能并不会有所变化。

这么说吧，就是海平面底下的那些大冰块要一点点融化了，然后浮出水面的那一角的冰山，才会慢慢往下沉，才会慢慢消失，所以主诉的变化，可能会慢于整体的变化。

所以，当患者说，吃完药后没有一点变化，这个时候，可能是整体的冰山在慢慢融化，但是能看出的变化却很少。

所谓冰冻三尺非一日之寒，大概就是这个意思。

我打个比方，有个患者来了，他来看什么呢？看失眠。

他说，医生啊，我一天可能只睡一个小时都不到，睡不着，半夜醒来，醒来之后再入睡是很困难呢，那个难受啊！

那么我肯定是把这个失眠，当成一个主诉，就是将他来看病最想要解决的问题写为主诉，并且我还要了解这个主诉发生的原因，发生的时间有多久，什么情况会加重，什么情况会减轻，有没有用过药。

问完之后，我肯定会问他其他问题。这个主诉只是个冰山一角，我肯定要了解整个冰山，海平面下面的冰山。所以我会接着问，比如，他这个主诉伴随的症状，如有没有口干口苦；有没有心慌胸闷；有没有大便黏腻；有没有恶心呕吐；有没有精神疲惫；有没有情绪暴躁；有没有头痛；有没有怕风；有没有怕热；有没有咽干；大便干不干燥；等等。

也就是说，我很可能并不会根据你的主诉来用药，而是采集一个大集合，根据这个大集合的情况来调配用药。而且用完药后并不一定马上就把你这个最不舒服的症状解决了。

虽然你需要马上解决这个症状，但是我并不一定能够马上把你这个症状解除，可能我要从根子里面撬开，把底下的冰山融化。

所以给他吃完药后，感觉这个失眠没什么改善。

我会问他，原来口苦，现在苦不苦啦？

原来脾气暴躁，现在脾气变好了吗？

…………

他会给你说一些改善的状况，原来胸闷，那个胸闷现在没有了。原来有头痛，现在也没有了。

这些症状消失或者先改变，最后慢慢才发现，睡眠的时间变长了——原来只能睡一个小时，今天晚上能睡两个小时，慢慢地增加到三四个小时，再增加到四五个小时，最后才能够正常睡眠了。

主诉，有时候对于我们来说，可以很重要，也可以不重要！

这就是医生和患者容易产生分歧的地方。

患者想把海平面上的冰山那一角敲掉，而医生却想直接把海平面底下的冰块给融掉一截，海平面上的冰块自然下沉。

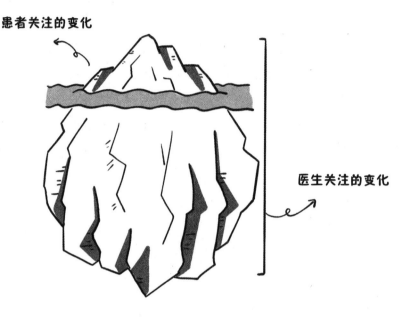

患者关注的变化

医生关注的变化

正因为理念不同（有时候患者也不理解病理），所以，沟通不畅就容易发生冲突。

这也是我写这篇文章的原因，我觉得有必要解释。

我会罗列出几个主诉以外很多人会忽略的症状、伴随的症状，并不一定是指主诉。

## 睡　眠

睡眠十分重要，很多人可能不是以睡眠情况为主诉的。

比如她看月经不调，但是很多人没有发现，她的睡眠情况也有点异常了。她可能入睡不是很难，但是她半夜会醒来，醒来这一次还不止，也就是说她睡眠很浅，很容易醒来，醒来之后又很难入睡，这种情况是比较常见的。比如我调她月经不调的时候，她这个月经不调可能还没有变化，但是这个睡眠症状已经改善了，她可能睡得越来越沉了，这就是个变化。这是很多人需要注意的一个变化，那就是睡眠情况有没有变好。

当然有一部分人可能会变差，这部分人是什么情况呢？就是体内有郁热。这种人里面的郁热要透出来的时候会引起烦躁不安，晚上睡不着，但是会随着这个郁热透发的完成度而变轻，里面郁热透得越来越少了之后，他的睡眠就会恢复正常。一般情况下，需要一到三天。

我们观察一个周期睡眠情况，可能需要一周时间，就是说可能头几天睡不好，到了最后几天越来越沉，睡眠质量越来越好，这就是一个好现象。

## 进食情况，就是胃口

有平时没有饥饿感的，有吃点东西就饱胀的，有容易泛酸水的。这种情况下呢，我们观察吃了药之后，胃口方面有没有变化——我开胃了，我吃东西香了，我有饥饿感啦，我吃完没有泛酸水饱胀了。

有一部分人就是胃口特别旺，说看病之前的胃口特别好，特别能吃还不长肉。吃药之后，发现他的胃口没那么旺盛了，恢复正常，不会半夜起来找东西吃了，这也是一个好变化。

## 排泄情况

这个排泄一个是指大便，一个是指小便。

比说大便，他原来是可能是一天一次（一天几次，或者几天一次），但是他大便可能比较困难——便秘，或者比较不顺畅，或者拉得比较黏腻，也可能头比较硬尾比较软，或者特别臭，每次量也不多。

他吃了药之后呢，大便特别顺畅，可能变成每天一次，每次都是比较长条的、松软的、黄色的大便，这就是个好的大便。

那小便呢，原来又骚又臭，又黄又少，吃药之后，慢慢变得清一点了，淡黄色了，没那么骚臭了，没那么多泡泡了，这就是个好现象。

## 精神状态

吃药以前每天都是无精打采，睡一觉，好像没睡一样。而吃药后，睡醒之后就感到精力充沛，充满电一样，没有疲惫感了，这就是一个非常好的改变。

## 情　绪

有些人情绪低落，要么反过来易怒暴躁，或者两样都有，随时切换。吃完药之后就没那么心情抑郁，开朗了，打得起精神了，然后脾气也没有那么暴躁了，没有那么像炮仗一点就着了，这就是一个很好的变化。

## 出汗情况

有些人晚上睡觉之后就一身汗；或是有些人突然之间烘热，出一身的汗；还有一些人吃完饭满身大汗或者动一下就满身大汗。吃点药之后就发现出汗的情况慢慢改善了，就不会有一身的冷汗，或者突然之间身上出一身热汗，或者吃一点饭之后就是一身汗。这种情况慢慢改善了，也是一个好现象。

还有一些人身上没有汗的，吃了药之后慢慢有汗了，这也是一个好现象。

## 抗寒能力

原先非常怕冷的，不能待空调房的，不能吹风的，穿得比别人多的。吃药后，穿得正常了，不怕风了，手脚变暖了，这就是好现象。

　　虽然我们找医生看病，比如看胃病，或者看月经病，或者看其他的疾病，吃了一段时间药后，我们感觉不到病有改善，但是我们可以去留意这六七个方面，或者医生都没有留意到的情况（比如大腿根有个湿疹消失了）。只要这六七个方面有改善，或者其他方面也有改善，我们就不要着急，慢慢吃药，最后主诉肯定也会改变的。

　　最后，我也说一下不好的变化，就是吃药的副作用。

　　比如吃完药之后，人变得睡不好啦——不是三天睡不好，而是一个星期都睡不好了，这个要留意了；一个星期完全没胃口了，这要留意了；吃完药之后，拉肚子拉了一个星期了，这个也是要留意；情绪越来越暴躁了，连续了一周或者半个月，这个我们也要留意；现在出汗比以前更厉害了，那也要留意（无汗恢复有汗不算）。